Ewald Akupunktur für jeden

Dr. med. Hans Ewald

Akupunktur für jeden

Eine Anleitung in Bildern

Ein Econ-Ratgeber

ECON Verlag
Düsseldorf · Wien

Grafiken: Werner Dworschak, München
Fotos: Studio Peter Winkler, München

1. Auflage 1979

Satz: computersatz bonn gmbh, Bonn
Papier: Papierfabrik Schleipen GmbH, Bad Dürkheim
Druck und Bindearbeiten: Ebner, Ulm
Printed in Germany
ISBN 3 430 12583 9

Inhalt

Vorwort

Akupunktur ist für alle da!

Lange bevor die Chinesen das Pulver erfanden, die Pockenschutzimpfung, das Papier, den Fingerabdruck und das Porzellan, die Seide und den Kompaß, entdeckten sie die Akupunktur. Die Methode ist mehr als 5000 Jahre alt! Sie stammt im wörtlichen Sinne aus der Steinzeit ...
Keine zweite Heilweise kann auf eine ähnlich lange Geschichte zurückblicken, keine zweite auch auf vergleichbare Erfolge. Im Lauf der Jahrtausende ist die Akupunktur, von den Erfahrungen der einfachen Leute ausgehend, eine großartige medizinische Schule geworden. Natürlich läßt sich nicht alles, was in den zurückliegenden Geschichtsperioden praktiziert und gelehrt wurde, auch heute noch vertreten. Im großen und ganzen aber hat die Kunst der Akupunktur die wechselvollen Zeitläufe ohne Schaden überstanden. Therapeutische Ausschweifungen, wie sie in Europa gang und gäbe waren – man denke nur daran, daß Tausende von Patienten mit Quecksilber vergiftet oder durch den Aderlaß ausgeblutet wurden –, kannten die Chinesen nicht.
In allen Zeiten sind auch die Bestrebungen einzelner Heilkundiger gescheitert, die Akupunktur gleichsam zu »privatisieren«. Die Kenntnisse über die richtigen Punkte, die Art und Dauer der Nadelung, ihre Heilanzeigen und die Kontraindikationen blieben immer Allgemeingut. Jeder Chinese, auch der an medizinischen Fragen kaum interessierte Gesunde, kannte ganz selbstverständlich mindestens ein Dutzend wirksamer Punkte, deren Beeinflussung leichte Krankheiten und Befindlichkeitsstörungen rasch besserte oder heilte. So

ist es geblieben: Kenntnisse der Akupunktur werden auch derzeit in China jedermann vermittelt, schon den Kindern in den Schulen.
Akupunktur ist für alle da – diese, im Reich der Mitte ganz selbstverständliche Einstellung hat Mühe, sich im europäischen Kulturkreis durchzusetzen. Trotz des allgemeinen Interesses an der alten Heilweise werden im Abendland immer wieder Barrieren aufgerichtet, hinter denen bestimmte Akupunkturspezialisten ihre Kenntnisse und Erfahrungen verbergen.
Immer mehr europäische und amerikanische Ärzte berichten zwar von erstaunlichen Heilungen, von Schmerzfreiheit durch winzige Nadeln, von der Renaissance der chinesischen Volksmedizin; doch die Möglichkeiten, zumal der deutschen Patienten, von den Akupunkturerfahrungen der Chinesen zu profitieren, blieben bislang dürftig: nicht allzu viele Ärzte beherrschen die Akupunktur. Dunkel und geheimnisvoll erscheinen die Regeln der alten Kunst.
In Wirklichkeit ist die Akupunktur eine einfache medizinische Methode, die jedermann lernen und anwenden kann. Wie das chinesische Beispiel und die erfolgreiche Geschichte der Akupunktur lehren, ist die Heilweise keine Sache für Spezialisten allein. In China ist die Selbstbehandlung ebenso verbreitet wie erfolgreich.
Dieses Buch will dem verantwortungsbewußten und gewissenhaften Leser Informationen an die Hand geben, die ihn in den Stand setzen, bei bestimmten Krankheiten sich selbst durch Akupunktur zu helfen. Dazu muß man nicht Medizin studiert haben. Bei der Akupunktur hat niemand ein Monopol, keiner den Stein des Weisen unter Verschluß.

München, Januar 1979
Dr. med. Hans Ewald

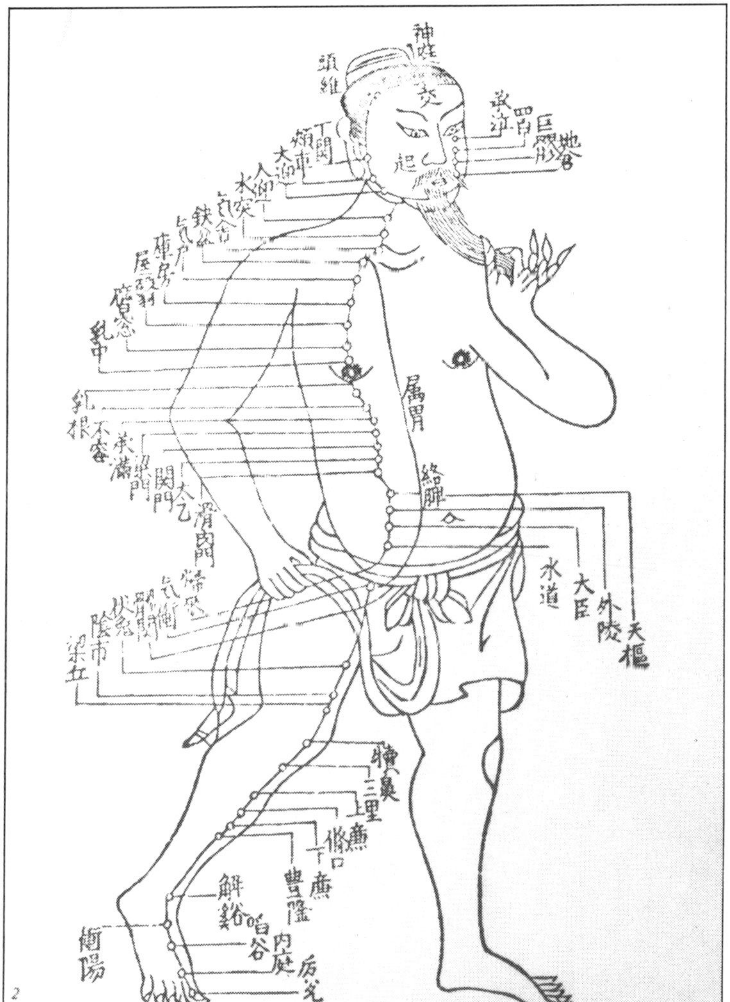

Seit 5000 Jahren heilt Akupunktur

Wie wirkt die Akupunktur?

»Ich habe«, sagte der holländische Arzt Ten Rhyne, »das System der Akupunktur nicht verstanden.« Er war einer der ersten europäischen Ärzte, die als Begleiter von Seefahrern und Kaufleuten im 17. Jahrhundert bis nach China vordrangen. Kein Wunder: auf den ersten Blick ist das System unverständlich, fast widersprüchlich. Es enthielt allerlei magische Bestandteile, vom Orakelknochen über den Bannspruch bis zur Beachtung des Standes der Gestirne. Sie waren Ausdruck der herrschenden Anschauung, daß der menschliche Organismus ein verkleinertes Abbild des Weltalls sei. Mensch und Natur, also Mikrokosmos und Makrokosmos, unterlagen danach den gleichen Gesetzen.
Die magischen Akzente der Akupunktur sind aufgegeben worden; nur sehr vereinzelt glauben Ärzte noch, mit Hilfe der Nadeln die Urenergie oder die beiden einander gegensätzlichen Strömungen Yin und Yang ins Gleichgewicht zu bringen. In China sind solche Vorstellungen seit der Revolution von 1949 verlassen.
Wenn es aber nicht die Urenergie ist, nicht Yin und Yang und natürlich auch nicht der Stand der Gestirne, was entscheidet dann über Erfolg oder Mißerfolg der Akupunktur?
Bevor eine Antwort auf diese Frage versucht wird, muß erklärt werden, was die moderne Medizin unter Akupunktur versteht. Das Wort ist eine Schöpfung europäischer Ärzte. Es leitet sich aus den lateinischen Bezeichnungen für »Punkt« = »acus« und »stechen« = »pungere« ab. Die Chinesen nennen die Akupunktur »Tschen tschiu«.

Definition der Akupunktur

Bei der Akupunktur handelt es sich um eine Heilmethode, die durch die wechselnde Beeinflussung genau festgelegter Hauptpunkte bestimmte Erkrankungen und Störungen menschlicher Organe und ihrer Funktionen bessert oder beseitigt. Diese Erfolge sind möglich, weil zwischen Haut und Organen bestimmte, seit langem bekannte Wechselwirkungen bestehen. So lassen sich durch verschiedene physikalische Behandlungsmethoden, zum Beispiel einen kalten Umschlag oder ein Heizkissen, innere Krankheitsvorgänge von der Körperdecke aus beeinflussen. Ähnlich kann man sich die Heilwirkung der Nadeln vorstellen. Die Deutsche Gesellschaft für Akupunktur erklärt: »Durch Einführen von feinen Nadeln in die Akupunkturpunkte kommen Heilreize zustande, die auf dem Nervenwege nach entfernten Körperstellen oder tiefer gelegenen Organen gelangen und dort eine Umstimmung herbeiführen.«
Seit Anfang dieses Jahrhunderts sind bestimmte Zusammenhänge zwischen der Haut und den inneren Organen durch anatomische Studien gesichert. Der Londoner Nervenarzt Henry Head konnte nachweisen, daß die schmerzleitenden Nerven der Haut aus demselben Rückenmarksabschnitt entspringen wie die Nerven, welche zu erkrankten inneren Organen führen. Seither weiß man, daß die »Headschen Zonen« als Projektionsfelder des Schmerzes beachtet werden müssen.
Die bekannten und millionenfach bewährten Akupunkturstichstellen decken sich freilich nicht mit den Headschen Zonen.

Die Lehre von den Meridianen

Seit langer Zeit weiß man, daß die Akupunkturpunkte auf bestimmten Leitlinien, den »Meridianen« angeordnet sind. Alle diese Meridiane sind symmetrisch nachweisbar, das

heißt, daß jede Körperhälfte gleich viel Akupunkturstichstellen aufweist. Nach hergebrachten Anschauungen gibt es 12 Hauptmeridiane, 12 Nebenmeridiane und acht Sondermeridiane.
Insgesamt sind mittlerweile mehr als 1100 wirksame Akupunkturstichstellen bekannt. Viele von ihnen liegen an Punkten, die seit Jahrtausenden bekannt sind.
Nicht jedem Punkt und jedem Meridian kommt die gleiche Bedeutung zu. Neuere Forschungen haben gezeigt, daß es insgesamt fünf Punktarten unterschiedlicher Bedeutung gibt:

- Am Anfang und am Ende eines jeden Meridians liegen »Harmonisierungspunkte«; ihre Beeinflussung gleicht gestörte Organfunktionen aus, die der jeweiligen Leitlinie zugeordnet werden.
- Energie und Aktivität eines Organs wird verstärkt durch die Beeinflussung des »Anregungspunktes«; pro Leitlinie gibt es einen Anregungspunkt, der besonders auf Goldnadeln anspricht.
- Soll ein Organ beruhigt oder gedämpft werden, wird der »Beruhigungspunkt« genadelt; jeder Meridian hat einen dieser Punkte.
- »Spezialpunkte« sind solche Hautpunkte, die meist keinen Zusammenhang mit den bekannten Leitlinien zeigen; Spezialpunkte haben sich vielfach bei der Behandlung moderner Zivilisationsleiden bewährt.
- »Alarm«- oder »Mu«-Punkte nennt man solche, die diagnostisch wichtige Hinweise auf Erkrankungen des betreffenden Organs geben; sie sind hochschmerzhaft bei Erkrankung.

Gold, Silber, Stahl

Die unterschiedliche Wirkung verschiedener Metalle war lange Zeit ein wichtiges Thema der Akupunkturforschung. Inzwischen hat sich herausgestellt, daß den drei verwendeten Metallen – Gold, Silber, Stahl – keine Ausschließlichkeits-

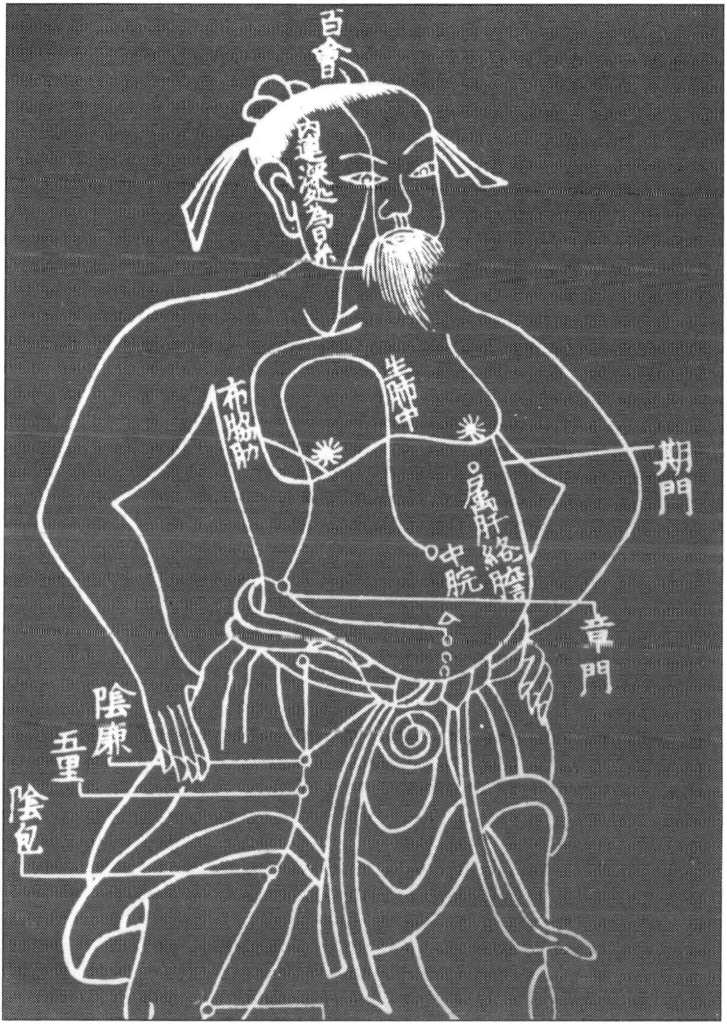

Alte chinesische Darstellung der Akupunkturstellen

wirkungen zukommen. Das heißt, ein Punkt, der irrtümlich durch eine Silber- statt eine Stahlnadel beeinflußt wird, läßt den Organismus nicht etwa mit einer Verschlechterung des Krankheitszustandes reagieren. Wichtig ist vielmehr, den fraglichen Hautpunkt möglichst präzise zu treffen. Hierzu stehen neuerdings elektronische Meßgeräte zur Verfügung, doch davon später.

Der Not gehorchend haben die Chinesen in den letzten Jahrzehnten vornehmlich Stahlnadeln angewendet. Zu ihrer eigenen Überraschung erwies sich dabei, daß die erwünschten Wirkungen durchaus eintraten, also nicht an Gold oder Silber gebunden sind.

Es ist jedoch kein Fehler, sich an folgende Regel zu halten:

- Harmonisierung mit Stahl,
- Anregung mit Gold,
- Beruhigung mit Silber.

Bei den Spezial- und den Alarmpunkten richtet sich die Art der Nadel nach dem Einzelfall. Es sollte stets mit Stahl begonnen werden.

Der Fortschritt ist unaufhaltsam

Ein Blick auf den Kopf des leidgeprüften Chinesen (siehe Abbildung S. 15) beweist, daß wir es weit gebracht haben. Bei dieser Art von Nadelbehandlung kommt dem Betrachter unwillkürlich die Idee, daß die Therapie möglicherweise schmerzhafter als die Krankheit sei. Es ist als ein großer therapeutischer Fortschritt zu werten, daß es in den letzten Jahren gelungen ist, die Zahl der Nadeln, die bei einer Behandlung verwendet werden, deutlich zu vermindern. Kein Akupunkteur setzt heute mehr als vier, höchstens sechs Nadeln. Die Chinesen, an deren Beispiel sich die anderen Ärzte weltweit orientieren, haben die Zahl der Nadeln bei nahezu allen Krankheitsbehandlungen auf zwei, manchmal bereits auf eine vermindern können.

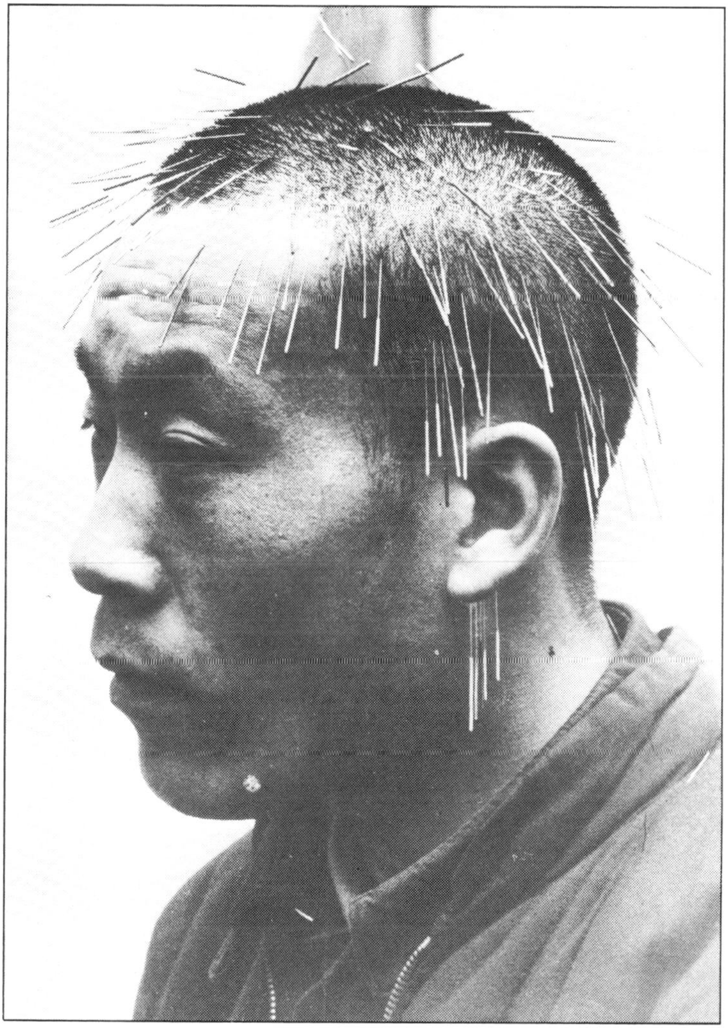

So wurde vor 20 Jahren akupunktiert

Solche Fortschritte werden möglich, weil in verschiedenen Städten, darunter Peking und Schanghai, Forschungsinstitute für Akupunktur bestehen, die alle Erfahrungen sammeln. Die Institute wurden Anfang der fünfziger Jahre gegründet und befassen sich außer mit der Akupunktur mit den anderen Heilweisen der chinesischen Volksmedizin. Besonders verlockend schien eine Synthese der Akupunktur mit den Methoden der westlichen Medizin.
Diese Synthese hat zwei große Erfolge gezeitigt, die zur weltweiten Renaissance der Akupunktur Erhebliches beigetragen haben: 1. wurde entdeckt, daß mit Hilfe der Nadeln Schmerzfreiheit bei großen und größten Operationen möglich ist; 2. fand man, daß am äußeren Ohr mehrere Akupunkturpunkte liegen, die bisher niemand beachtet hatte. Heute spielt beides in der Akupunktur eine große Rolle.

Narkose durch die Nadeln

Die Entdeckung »zentraler Betäubungspunkte« hat das Bild der Akupunktur in den letzten Jahren sehr gewandelt. Während noch vor 20 Jahren Kopfschmerzen mit Dutzenden, gelegentlich bis zu 100 Nadeln bekämpft wurden, reicht dafür heute eine einzige aus. Noch vor einigen Jahren wurde auch bei der für Operationen notwendigen Schmerzfreiheit mit einer großen Anzahl von Nadeln hantiert. Bis zu vier Krankenschwestern gleichzeitig drehten die in den Körper des Patienten gestochenen Nadeln. Bei der Entfernung einer Lunge waren bis zu 100 erforderlich.
Auch bei großen Eingriffen, darunter der Entfernung eines Lungenflügels oder gar der Operation am offenen Herzen, reichen heute zwei bis vier Nadeln zur Erzielung der Schmerzfreiheit aus. Je nach dem Ort des chirurgischen Eingriffs variiert der Sitz der Nadeln. Bei gynäkologischen Operationen erscheint die Schmerzfreiheit am leichtesten erreichbar, wenn die Nadeln in den Großzeh eingestochen werden. Bei der Eröffnung des Brustkorbs hingegen emp-

fiehlt sich nach Ansicht der chinesischen Ärzte eine Anästhesie durch Akupunktur im Bereich der Unterarme.

Laser und Elektrizität

Die drei genannten Entwicklungen – als erstes die Verminderung der bei erfolgreichen Behandlungen nötigen Anzahl von Nadeln; als zweites die Entdeckung neuer Akupunkturstellen, unter anderem am äußeren Ohr; als drittes die Verwendung der alten Heilweise zur Betäubung bei Operationen – geben die Basis dafür ab, daß Kenntnisse der Akupunktur heute widerspruchsfrei und leicht an Millionen zu vermitteln sind. Solange die Nadelkunst eine höchst komplizierte Heilweise war, mußte sich, wer Erfolg haben wollte, oft Jahre lang mit der Kombination bestimmter Stichstellen befassen. Dem Einfluß der medizinischen Laien war es zu verdanken, daß die Spezialisten von der Kompliziertheit zur Einfachheit zurückfanden. Das Volk nämlich, das unterschiedliche Krankheiten und Beschwerden von alters her durch einfache Nadelung unter Kontrolle brachte, hat an dem Übermaß nie tätig teilgehabt – zu Recht, wie sich nunmehr erweist.
Zwei weitere Entwicklungen, nämlich die Anwendung der Elektrizität im Rahmen der Akupunktur und die der energiereichen Strahlung, des »Lasers«, stehen noch am Anfang. Die Elektro-Akupunktur wird in der klinischen Behandlung in chinesischen Krankenhäusern vor allen Dingen bei schweren Fällen und für die Narkose eingesetzt. Dabei werden die Nadeln mit einem Schwachstromgeber verbunden. Die Wirkung scheint desto intensiver zu sein, je höher die Frequenz des benutzten Stromes ist.
Bei der Behandlung mit Laserstrahlen dringen diese drei bis zehn Millimeter tief in die Haut ein. Das ist schmerzlos. Die Abbildung S. 19 zeigt am Modell, wie ein Laser-Therapiegerät, in diesem Fall das »akuplas« der Firma Messerschmidt-Bölkow-Blohm, gehandhabt wird.
Beim »akuplas« wird ein 1 Millimeter breiter Laserstrahl, den

eine von Siemens entwickelte Laserröhre liefert, über eine Glasfaser zum Endstück in der Hand des Arztes geleitet. Die Entwicklung solcher Behandlungsmethoden ist noch nicht abgeschlossen. Wegen der möglichen Komplikationen (und auch wegen des hohen Anschaffungspreises der Lasergeräte) eignet sich diese Variante der Akupunkturtherapie vorerst nicht für die Selbstbehandlung.

Was die Chinesen sagen

So alt die Akupunktur auch ist, so faszinierend ihre Geschichte und ihre Erfolge – es handelt sich bei dieser Heilweise dennoch nicht um ein statisches Gebäude, unwandelbar und festgefügt. Vieles ist im Fluß, die auf den vorangegangenen Seiten angeführten Fakten beweisen es. Manches harrt noch der Erklärung. Vor allem eines: wie die Akupunktur wirklich wirkt. Im Körper fließt keine Urenergie, die nicht sichtbar, nicht meßbar und auf keine noch so differenzierte Weise darzustellen ist. Im menschlichen Körper herrscht auch kein Gleichgewicht zwischen zwei verschiedenen Strömungen, deren Energie abgeleitet werden müßte. Noch ist es den chinesischen Ärzten trotz intensiver Forschungen nicht gelungen, herauszufinden, auf welchen biologischen Grundlagen die Akupunktur basiert. Fragt man erfahrene chinesische Ärzte danach, so antworten sie: »Wir wissen es nicht. Wir wissen nur, daß die Akupunktur hilft.«

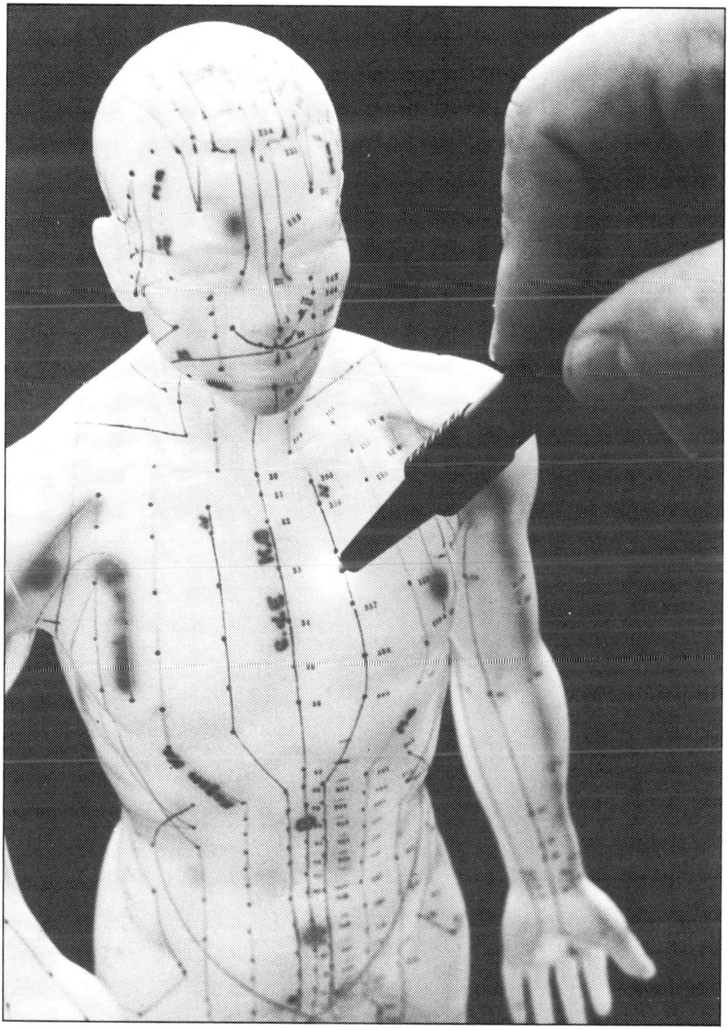

Akupunktur mit Laserstrahlen

Das Prinzip der Selbstbehandlung

Viele Ärzte glauben, daß sie die einzige Alternative im Falle einer Krankheit sind. Spötter haben das eine »berufsspezifische Illusion« genannt. Denn die Wirklichkeit sieht anders aus. Von hundert Patienten suchen nur ungefähr dreißig den Rat des Arztes. Die große Mehrheit, etwa zwei Drittel der Erkrankten, behandelt sich entweder selbst, läßt sich durch medizinische Laien kurieren oder vertraut darauf, daß die Krankheit von allein vergehen wird. Selbstbehandlung ist also etwas ganz Alltägliches ...

Sie ist lediglich in den letzten 150 Jahren, also seit es eine »wissenschaftliche Medizin« im strengen Sinne erst gibt, von eben diesen Medizinern abgelehnt worden. Die an den Hochschulen erzogenen Ärzte hofften ganz allgemein, daß jegliche Krankheit und gar der Tod eines Tages völlig besiegt werden könnten, vorausgesetzt: die Patienten machen, was die Ärzte sagen.

Viele Fortschritte der modernen Medizin schienen dieser Anschauung rechtzugeben. Jedes Jahrzehnt der Entwicklung brachte einen anderen Silberstreifen am Horizont: einmal waren es die modernen Operationstechniken, ein anderes Mal die Entdeckung der keimtötenden Medikamente wie Penicillin. Pocken, Pest und Cholera wurden besiegt, das Kindbett verlor seinen Schrecken. Die schweren Infektionskrankheiten kamen unter Kontrolle. Und manches moderne Arzneimittel machte Wunder gleichsam alltäglich.

Und dennoch: Die Menschen sind heutzutage nicht gesünder als vor 10, 20 oder 50 Jahren. Die Zahl der chronisch

Kranken nimmt zu, die Lebenserwartung der Männer und Frauen fällt neuerdings sogar. Den Kampf mit den wachsenden Gefahren hat die Medizin nicht gewonnen. Eher scheint es so, als verliere sie ihn.

Was tun? Was tun!

Niemand käme auf die Idee, einem Zuckerkranken Vorwürfe dafür zu machen, daß er sich täglich sein Insulin selber spritzt. Ganz im Gegenteil! Kein Mensch nimmt an, daß eine Tablette vielleicht deshalb nicht wirkt, weil sie der Patient eigenhändig aus der Verpackung genommen, geschluckt und heruntergespült hat. Wer behaupten würde, daß eine keimtötende Salbe nur hilft, wenn sie der Doktor höchstpersönlich auf die Wunde aufträgt, der machte sich lächerlich. Kurz: Erfolg oder Mißerfolg einer bestimmten Behandlungsmethode sind nicht davon abhängig, wer die Behandlung vornimmt. Allein entscheidend ist: man muß es können!
Der Zuckerkranke, der nicht weiß, wieviel Insulin er in die Spritze aufziehen muß; der Hautpatient, der die Salbe irgendwohin, nur eben nicht auf die erkrankte Stelle, schmiert; der Tablettenschlucker, der seine Arznei zur falschen Stunde und in der falschen Dosierung nimmt – solche Verhaltensweisen bewirken den Mißerfolg, doch sind sie nicht zwangsläufig mit einer bestimmten Berufsausbildung kombiniert. Sowenig der Arzt immer Erfolg hat, sowenig hat der Kranke zwangsläufig Mißerfolge bei seinen Bemühungen. Es kommt alles auf den Stand der Kenntnisse, auf die gewissenhafte und solide Beherrschung der jeweiligen Behandlungstechnik an. Beim Insulin spritzenden Zuckerkranken nicht anders als beim Hautpatienten und bei dem Kranken, der sich selbst durch Akupunktur helfen will.
Daß »die Akupunktur ausschließlich in die Hand des Arztes mit gründlichen Kenntnissen und ausreichenden praktischen Erfahrungen« gehört – wie dies die Bundesärztekammer annimmt –, ist falsch. Denn warum sollte nicht auch

jemand, der nicht Medizin studiert hat, »gründliche Kenntnisse und ausreichende praktische Erfahrungen« in der Akupunktur erwerben können? Den Chinesen gelingt dies doch auch! Im übrigen: die gleichen Ärzte, die für Europa ein Monopol fordern, sind auf ihren Chinareisen immer wieder begeistert davon, wenn sie sehen, wie einfache Leute sich mit Hilfe der Akupunktur Beschwerdefreiheit verschaffen.

Jeder muß die Grenzen kennen

Natürlich ist es illusionär zu glauben, daß man innerhalb kurzer Zeit oder durch die Lektüre eines einzigen Fachbuches in die Lage gesetzt wäre, die Akupunktur in allen ihren Wirkungsmöglichkeiten zu beherrschen. Davon kann keine Rede sein. Selbst erfahrene chinesische Ärzte trauen sich nicht zu, die mehr als tausend Punkte ohne Ausnahme richtig zu beeinflussen. Immer konzentrieren sie sich auf eine bestimmte, mehr oder minder große Zahl von Akupunkturstellen. Jeder sammelt da seine eigenen Erfahrungen.
Und eben dies muß auch Leitschnur für alle jene sein, die unter europäischen Lebensbedingungen sich die alte chinesische Heilweise zunutze machen wollen. Es ist leichtfertig und womöglich gefährlich, die eigenen Grenzen zu mißachten. Bei der Anwendung der Akupunktur kommt es für studierte Ärzte ebenso wie für interessierte medizinische Laien darauf an, sich vom einfachen zum komplizierten voranzutasten, Erfahrungen zu sammeln und die eigenen Grenzen in jeder Situation im Auge zu behalten.
Aber eben das ist ja das Wesen der Selbstbehandlung! Niemand, der sich selber helfen will, leidet gleichzeitig an mehreren Dutzend Krankheiten. Meist steht eine einzige Beschwerde im Mittelpunkt der therapeutischen Bemühungen – und das ist gut so. Denn die Konzentration auf eine Krankheit und ihre Behandlung verhilft zum Erfolg.
Weil die Akupunktur ja keine »Glaubenssache« ist, sondern ein lernbares medizinisches Verfahren, sind die Ergebnisse

der besonnenen Selbstbehandlung oft besser als die der Fremdtherapie. Keiner kennt den Körper so gut wie der Patient selbst. Keiner spürt Verschlechterungen und Besserungen so präzise wie der Betroffene. Wer den richtigen Punkt in der richtigen Weise trifft, der kann sich darauf verlassen, daß die gewünschte Wirkung auch eintritt.

Wie ist die Rechtslage?

Die Rechtslage ist ganz eindeutig: Jeder hat das Recht, sich selbst zu behandeln. Weder der Staat noch die Ärzte, auch nicht die Angehörigen, können einen mündigen Erwachsenen zu einer bestimmten Behandlung zwingen oder ihn daran hindern. Eine Behandlungspflicht in bestimmter Weise gibt es nur bei den Geschlechtskrankheiten. Selbst ein Typhuskranker, ein Tuberkulöser oder auch ein Krebspatient muß die Behandlung mit bestimmten Medikamenten nicht dulden. Natürlich wird ein vernünftiger Patient sein Recht auf Selbstbestimmung nicht so auslegen, daß es ihm zum Schaden gereicht. Andererseits sind der Fremdbestimmung ebensolche Vernunftgrenzen gesetzt: Wer sicher sein kann, daß die Diagnose zutrifft, dessen gutes Recht ist es, über die einzuschlagende Behandlung selbst zu bestimmen.

Wann Akupunktur hilft ... und wann nicht

Wer eine medizinische Heilmethode überschätzt, wer sie gar zur »einzigen«, zur »alleinseligmachenden« Heilweise stilisiert, der programmiert den Mißerfolg.

○ *Akupunktur hilft nicht bei jeder Krankheit, nicht zu jeder Zeit und nicht bei jedem Patienten!*

Selbst in China, wo die meisten Erfahrungen vorliegen, hat Akupunktur andere Behandlungsmethoden keineswegs völlig überflüssig gemacht. Es erweist sich vielmehr:

○ Akupunktur lindert und heilt vor allem jene Leiden, die durch Fehlfunktionen des Nervensystems bedingt sind.

Gegen Krebs und schwere organische Krankheiten ist Akupunktur hilflos. Manchmal gelingt es, die begleitenden Symptome wie Schmerzen und Funktionsstörungen zu lindern, an der Ursache der Erkrankungen vermag die Nadelung jedoch nichts zu ändern.

Die Nadeln

Wie archäologische Funde beweisen, bestanden die Akupunkturnadeln anfänglich aus Stein. Als die Metallgewinnung fortgeschritten war, verwendete man Akupunkturnadeln aus Kupfer, später aus Eisen, Gold, Silber und Stahl. Amerikanische Akupunkteure legen Wert auf Platin. Wie stark aber oder wie schwach der durch die Nadel gesetzte Reiz ist, das ist weniger abhängig vom Material als vielmehr von der Führung der Nadeln, ihrer Einstichtiefe und – vor allem! – von der richtigen Plazierung.

Wer sich selbst behandeln will, der braucht eine »Grundausstattung«: Sie besteht aus insgesamt sechs Nadeln, und zwar je einer großen und einer kleinen Gold-, einer großen und einer kleinen Silber- und einer großen und einer kleinen Stahlnadel.

Die Grundausstattung

»Groß« und »klein« sind dabei naturgemäß relative Begriffe. Die »große« Körpernadel, von der hier die Rede ist, hat eine Länge von 32 Millimeter, die »kleine« Körpernadel eine von nur 21 Millimeter. Die Abbildung S. 26 zeigt die Grundausstattung im Vergleich zur Größe eines Streichholzes.

Diese Nadeln werden aus Hartgold, Hartsilberlegierung und Edelstahl hergestellt. Sie haben eine scharfe Spitze und sind so stabil, daß sie sich bei dem üblichen Einpreßdruck nicht verformen. Es ist bereits erläutert worden, wann die unterschiedlichen Metalle in ihr Recht treten: zur Anregung Gold, zur Beruhigung Silber, zur Harmonisierung Stahl.

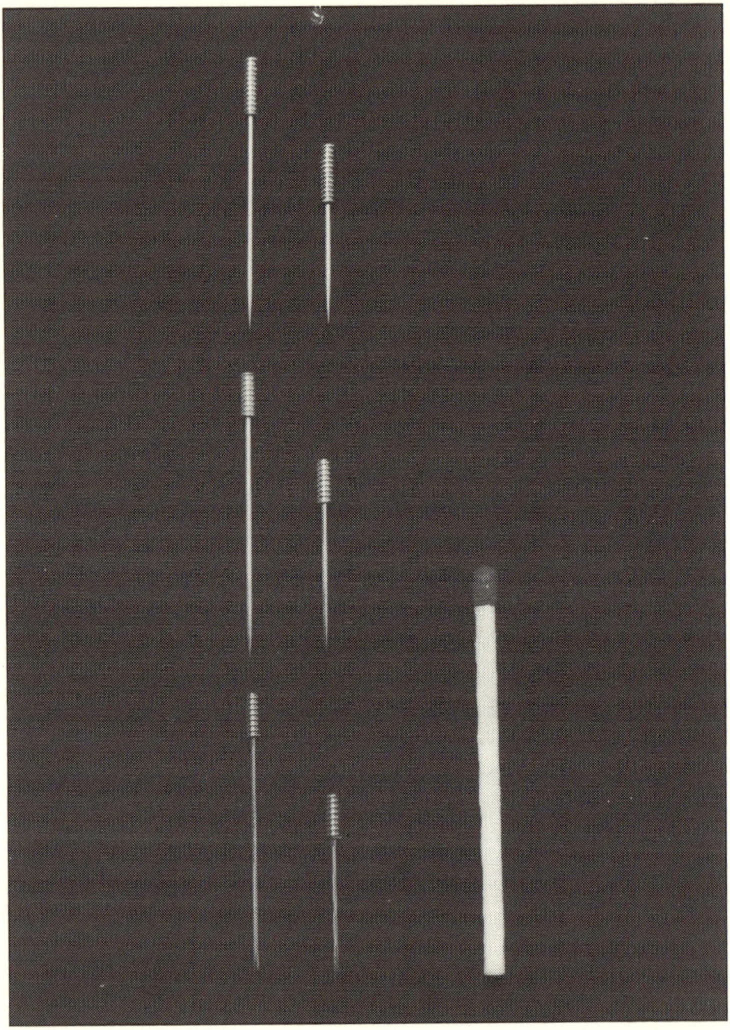

Die Grundausstattung – sechs Körpernadeln aus Gold, Silber und Stahl

Die anderen Nadeln

Spezialisten der Akupunktur benötigen für bestimmte Indikationen bestimmte Nadeln, die jedoch zur Selbstakupunktur nicht benötigt werden. Von Nutzen sind anfänglich nur zwei weitere Nadelarten, nämlich die »Gesichtsnadeln« und die »Japan-Nadeln«.
Bei den Gesichtsnadeln, die in allen drei Metallarten gefertigt werden, handelt es sich um besonders zarte Nadeln. Es hat sich erwiesen, daß die Beeinflussung der im Bereich des Gesichts liegenden Akupunkturpunkte eine zarte Nadelung erforderlich macht. Gesichtsnadeln haben im allgemeinen eine Länge von 25 Millimetern.
Auch die »Japan-Nadeln« weisen einen im Verhältnis zu den herkömmlichen Körpernadeln ungewöhnlich schmalen Schaft auf. Sie sind auch länger als üblich, nämlich meist 42 Millimeter. Es gibt sie in allen drei Metallarten. Um bei der Einführung in die Haut ein Verbiegen der Nadel zu vermeiden und gleichzeitig den gewünschten Punkt präzise zu treffen, werden die Japan-Nadeln mit Führungsrohren benutzt. Das sind Metallhülsen, durch die die Nadel geschoben wird.
Die Nadeln sind im Fachhandel erhältlich.*

Wie man die Nadeln aufbewahrt

Es besteht eine verbreitete Scheu davor, durch die Nadeln Infektionen zu übertragen. Bei sachgemäßer Lagerung und Keimfreimachung (Sterilisation) ist diese Gefahr nicht gegeben. Auf Metallen können Keime nur schwer wachsen. Durch einfache Vorrichtungen läßt sich die Gefahr solchen unerwünschten Erregerbefalls weiter vermindern.
Im Normalfall wird man seine Nadeln gemeinsam in einem Aufbewahrungsgefäß oder einem Taschenetui lagern.

* Ich empfehle den »Akupunktur-Service«, Sommerau 5, 8311 Gerzen. Von dort kann sowohl die Grundausstattung – insgesamt sechs Nadeln zum Preis von 36 DM – als auch anderes Akupunkturgerät auf dem Postweg bezogen werden.

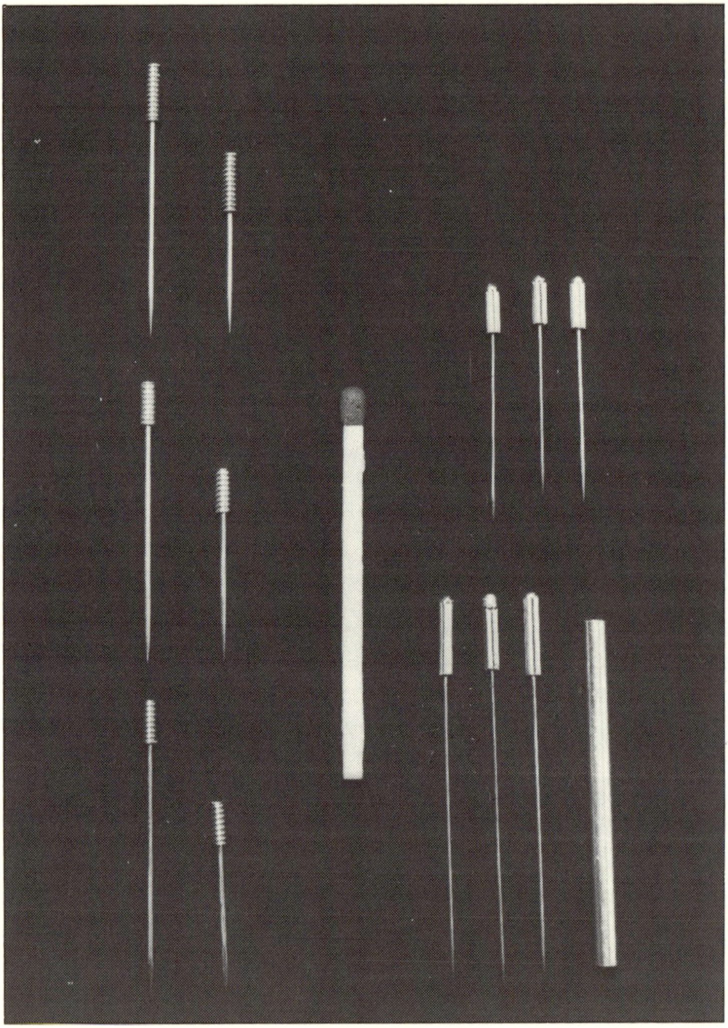

Größenvergleich der Körpernadeln (links), der Gesichtsnadeln (rechts oben) und der 42 Millimeter langen Japan-Nadeln samt Führungsrohr (rechts unten)

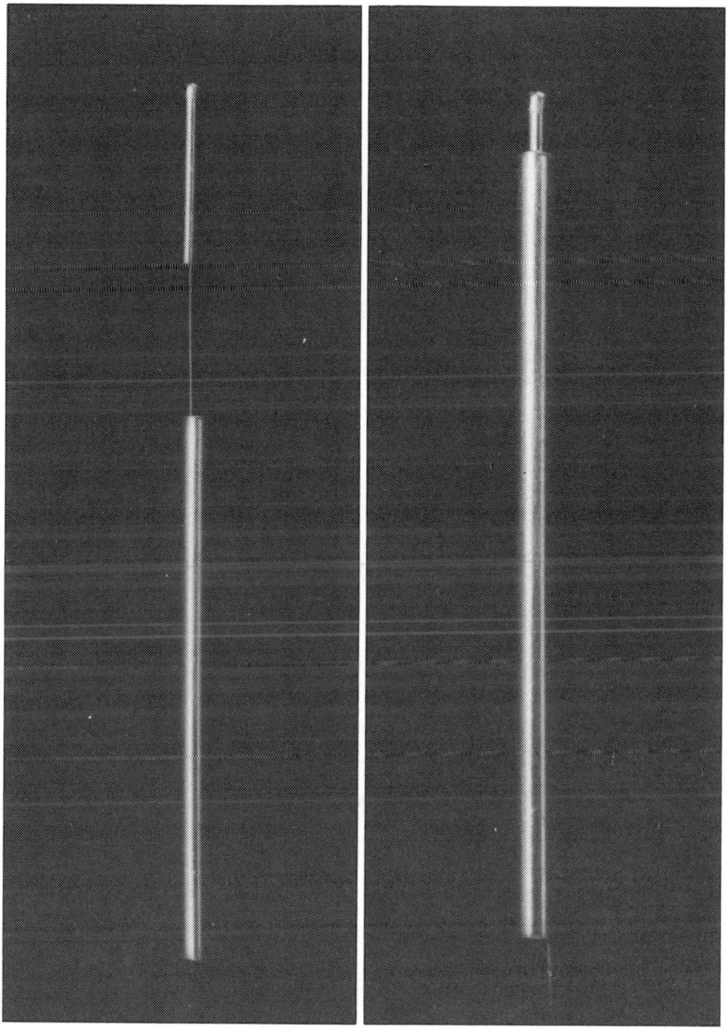

58 Millimeter lange Japan-Nadeln mit Führungsrohr, bei und nach der Einführung

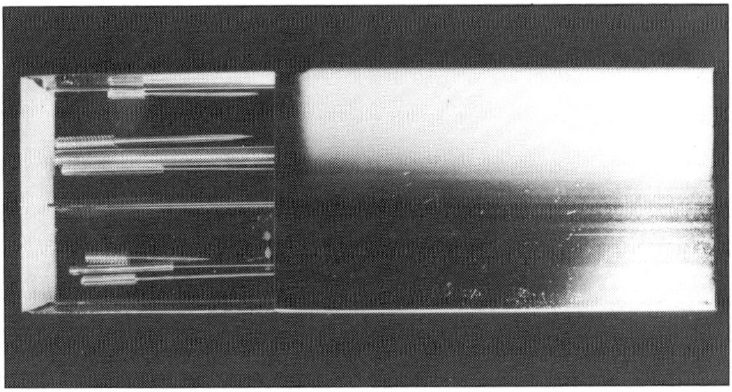

Verchromtes Taschenetui zur Lagerung der Akupunkturnadeln

Die frühere Meinung, daß die Metalle sich bei Berührung ihrer Wirkung berauben, ist durch ausgedehnte Untersuchungen widerlegt. Man braucht keine Sorge zu haben, daß dies geschieht. Um die Spitzen oder Nadeln vor Biegung zu schützen, kann man jedoch den Nadeln die im Fachhandel erhältlichen Schutzhüllen überstreifen.
Grundsätzlich sollte jede Nadel nach Gebrauch keimfrei gemacht werden. Am leichtesten ist dies möglich, indem man die Nadeln etwa zehn Minuten in kochendes Wasser legt. Dadurch werden die Bakterien abgetötet. Viren hingegen überstehen kochendes Wasser und lassen sich nur durch eine Dampfdrucksterilisation vernichten. Solcher Aufwand ist naturgemäß nur dann angezeigt, wenn mehrere Menschen mit der gleichen Nadel hintereinander behandelt werden. Doch dies sollte man ohnehin vermeiden!
Die Selbstbehandlung läuft darauf hinaus, die gleichen Nadeln am gleichen Patienten in die gleichen Akupunkturstellen zu stechen – das birgt hinsichtlich möglicher Krankheitserreger keine nennenswerten Risiken. Selbstverständlich wird man die in Frage kommende Hautregion vor der

Akupunktur mit Wasser und Seife säubern. Die in Amerika übliche Betupfung mit Alkohol zwecks Desinfektion ist nicht zwingend erforderlich.

Wann man nicht nadeln darf

Bei jeder medizinischen Methode gibt es Gegenanzeigen (»Kontraindikationen«). Darunter versteht man die Gründe, welche gegen die Anwendung des Verfahrens sprechen. Nach chinesischen Erfahrungen ist es nicht angebracht, Kinder, die jünger sind als 12 Jahre, zu nadeln. In solchen Fällen bewährt sich die Akupressur, die Beeinflussung der Punkte durch Fingerdruck.*

Die Nadelung wird häufig auch von Schwangeren nicht gut vertragen. Sie sollte deshalb während dieser neun Monate unterbleiben. Darüber hinaus hat sich erwiesen, daß nach therapeutischen Röntgenbestrahlungen, zum Beispiel der Behandlung einer Geschwulst, die Akupunktur für die Dauer von ungefähr sechs Monaten nicht gut vertragen wird. Dagegen ist die gewöhnliche Röntgenuntersuchung zu diagnostischen Zwecken keine Kontraindikation einer Akupunkturbehandlung. Je nach den individuellen Gegebenheiten bleibt die Nadelung mehr oder minder ohne Erfolg, sofern eine intensive Kneipp- oder Bäderkur weniger als sechs Wochen zurückliegt.

Abgesehen von diesen Kontraindikationen kann Akupunktur stets angewendet werden, auch in Kombination mit herkömmlichen Behandlungsverfahren wie Arzneimittelgabe, Spritzenbehandlung oder Operationen. Die Akupunktur ist geeignet, die unangenehmen Begleitsymptome der Krankheit – Schmerz, eingeschränkte Funktion, Leidensgefühl – rasch zu lindern.

* Ausführlich habe ich diese Behandlungsweise in meinem Buch »Akupressur für jeden«, Econ Verlag, geschildert.

Die Stichtiefe

Bei der Akupunktur ist es keineswegs so, daß ein tiefer Stich viel hilft, ein oberflächlicher hingegen nur wenig. Ganz im Gegenteil! Die Punkte werden dann optimal beeinflußt, wenn die Einstichtiefe zwischen zwei und höchstens acht Millimeter liegt. Nur in ganz besonderen Fällen, die für die Selbstbehandlung keine Bedeutung haben, zum Beispiel bei Akupunkturnarkose, muß die Nadel tiefer eingeführt werden, weil einige der zentralen Schmerzpunkte tief im Gewebe lokalisiert sind. Solche tiefe Nadelung ist stets Sache des Spezialisten.

Bei der oberflächlichen, aber präzisen Nadelung tritt kein Blut aus, weil in der Oberhaut keine Blutgefäße verlaufen. Es kann auch kein größerer Nerv getroffen werden, denn auch diese liegen in den tieferen Gewebeschichten. Die Akupunkturpunkte liegen im übrigen weder über Blutgefäßen, noch sind sie dem Verlauf der Hauptnervenbahnen zugeordnet. Der Akupunkteur sticht deshalb niemals in ein Blutgefäß. Sollte dies wider Erwarten dennoch geschehen, so ist die Nadel herauszuziehen und die Einstichstelle für 60 Sekunden mit einem sauberen Taschentuch zu komprimieren.

Die Stichrichtung

Die hierfür aufgestellten und seit langem bewährten Regeln sind einfach zu merken: An Armen und Beinen bildet die Nadel zur Haut einen senkrechten Winkel. An Füßen und Händen beträgt er somit 90 Grad. Die Körperpunkte nadelt man, sofern nicht anders angegeben, mit einem Winkel von 45 Grad. Im Bereich des Gesichts sind – unter Verwendung der Gesichsnadeln! – Winkel zwischen 12 und 15 Grad wünschenswert. Die Nadel ragt also niemals senkrecht aus der Haut hervor, sie liegt eher gleichsam an. Auf den Abbildungen dieses Buches ist jeweils der Einstichwinkel zu erkennen.

Der Einstich der Nadel ist nicht besonders schmerzhaft. Gelegentlich kommt es vor, daß überhaupt keine Schmerzempfindung wahrgenommen wird. Weder eine Schmerzempfindung noch ihr Fehlen sind ein Beweis dafür, daß man den Punkt präzise getroffen hat. Die Lage des Punktes ist vielmehr von den anatomischen Gegebenheiten (und nicht von der Schmerzwahrnehmung) abhängig. Durch die Messung des elektrischen Hautwiderstandes, worüber noch berichtet wird, ist mittlerweile die millimetergenaue Ortung der Akupunkturpunkte möglich geworden. Man präge sich ein:

○ Akupunkturstellen liegen niemals über Blutgefäßen oder Sehnen!

Die Dauer der Nadelung

Sie ist abhängig von der Art des beeinflußten Punktes, ob also ein Anregungs-, ein Harmonisierungs- oder ein Beruhigungspunkt beeinflußt wird. Die Dauer der Nadelung richtet sich ferner nach Art und Schwere der Krankheit sowie nach individuellen Gegebenheiten. Im allgemeinen sollte sie zehn Sekunden nicht unterschreiten und zwei Minuten nicht überschreiten.

Die Nadelung der Anregungspunkte, die eine Organfunktion kräftigen, mithin in Richtung Aktivierung zielen, zeigt bei einer Behandlungsdauer von zehn Sekunden den besten Erfolg. Harmonisierungspunkte beeinflußt man rund 20 Sekunden lang. Sie stellen die Koordination und den Gleichklang mehrerer Organfunktionen wieder her. Bis zu 30 Sekunden sollte die Nadelung der Beruhigungspunkte dauern. Das wirkt dämpfend und beruhigend auf gesteigerte Organfunktionen und den gestörten Wechsel von Anspannung und Entspannung, Arbeit und Ruhe.

Bei chronischen Erkrankungen wird die Nadel länger liegen gelassen. Hier sind zwei Minuten angezeigt. Noch größere Zeiten bewirken jedoch keine weitere Verbesserung der Therapie. Bei sehr hartnäckigen Beschwerden haben sich vielmehr zwei andere Verfahren bewährt: Das eine besteht darin, die Nadel an ihrem Kopf vorsichtig zu drehen. Das andere Verfahren nennen die Chinesen »Vogelpicken«. Dabei wird die Nadel rasch auf und ab bewegt, jedoch darauf geachtet, daß die maximale Stichtiefe von acht Millimeter nicht überschritten wird. Kurzzeitiges Vogelpicken ist vor allem bei hartnäckigen Schmerzzuständen angezeigt.

Wie oft darf man nadeln?

Im allgemeinen ist es ausreichend, einen Krankheitszustand einmal täglich durch Nadelung zu beeinflussen. Chronische oder schwere Schmerzzustände und Funktionsstörungen können es erforderlich machen, die Behandlung dreimal täglich vorzunehmen. Mehr auf gar keinen Fall! Die Behandlung ist nach längstens drei Wochen zu beenden. Selbst bei chronischen Krankheitserscheinungen muß man eine dreiwöchige Pause einlegen. Sehr häufig zeigt sich während dieser Zeit die nachklingende Wirkung der Akupunktur. Die Beschwerden bessern sich, ohne daß täglich genadelt wird.
Bei der Selbstbehandlung der in diesem Buch genannten Akupunkturpunkte und der dazu gehörigen Krankheiten gibt es keine ernsthaften Komplikationen. Wenn sich wider Erwarten die Befindlichkeit während der Nadelung verschlechtern sollte, so ist die Nadel unverzüglich zu entfernen. Wenige Sekunden später pendelt sich das Gleichgewicht von allein wieder ein.

Die Grundregeln der Akupunktur:

- Lassen Sie sich Zeit. Setzen oder legen Sie sich entspannt hin. Sorgen Sie vor Beginn der Behandlung dafür, daß alle Störungen durch Angehörige, durch das Telefon oder die Hausklingel unterbleiben.

- Konzentrieren Sie sich nur auf die jeweils notwendigen Akupunkturpunkte und informieren Sie sich vor Beginn der Behandlung nochmals über Lage, Stichdauer und Stichtiefe.

- Die Wirkung der Akupunktur tritt rasch ein und hält länger vor. Bei Bedarf kann die Nadelung nach sechs Stunden wiederholt werden.

Die Akupunktur-Diagnose

Ein altes Mediziner-Sprichwort sagt: »Vor die Therapie hat der liebe Gott die Diagnose gesetzt.« Nur leider: die Diagnose ist das Schwierigste in der Heilkunst. Nur selten steht von Anfang an zweifelsfrei fest, um welche Krankheit es sich handelt. Meist müssen mehrere Ursachen in Erwägung gezogen und gegeneinander differenziert werden. Dieses schwierige Vorgehen heißt »Differentialdiagnose«.
Selbst bei den banalsten Leiden erwägen der Patient oder sein Arzt – bewußt oder unbewußt – die möglichen Ursachen: Husten kann die harmlose Folge einer ganz gewöhnlichen Erkältung sein oder aber das frühe Warnzeichen eines lebensbedrohlichen Krebsherdes in den oberen Luftwegen. Hinter dem so verbreiteten Symptom »Kopfschmerz« können sich mehrere Dutzend Krankheitsursachen verbergen, ganz harmlose und höchst gefährliche. Wer an Kreislaufstörungen leidet, der muß das Kribbeln in seinen Füßen sorgsam wägen – es könnte sich ja auch um eine Vergiftung, ein chronisches Nervenleiden, einen bösartigen Krankheitsprozeß handeln.
Diese Beispiele erhellen, daß es ungemein leichtfertig ist, ohne gesicherte Diagnose »einfach drauflos zu akupunktieren«. Bevor behandelt wird, muß mit den modernen Mitteln der wissenschaftlichen Medizin (Schulmedizin) die richtige Diagnose gesichert sein. Akupunktur, diese so wirksame und alte Behandlungsweise, gerät in Verruf, wenn sie kritiklos gegen jede Krankheit eingesetzt wird – auch gegen jene schweren Leiden wie Krebs, Infektionskrankheiten und chro-

nische Organveränderungen, bei denen Akupunktur nicht hilft.

Wie findet man den richtigen Punkt?

Wenn die Diagnose feststeht und der Behandler sicher sein kann, daß es sich um eine Heilanzeige (»Indikation«) für Akupunktur handelt, ist die Beeinflussung der jeweils richtigen Hautpunkte neuerdings kein schwieriges Problem mehr. Ausgedehnte Untersuchungen chinesischer Akupunkturforscher haben nämlich ergeben, daß der elektrische Hautwiderstand über den Akupunkturstellen vermindert ist. Dieses Phänomen kann sich jeder zunutze machen: Mit modernen Meßgeräten werden die Akupunkturpunkte geortet und so auf den Millimeter genau lokalisiert.
Das ist von erheblicher Wichtigkeit, weil kein Mensch dem anderen gleicht. Zwar liegen die Akupunkturstellen im großen und ganzen bei allen Menschen jeweils in gleichen Hautregionen, im Einzelfall sind jedoch Abweichungen von mehreren Zentimetern möglich. Die Messung des elektrischen Hautwiderstandes zur Lokalisierung auf den Millimeter genau hat sich deshalb in allen Praxen eingebürgert.
Ich persönlich benutze hierzu das »Akupunktur-Suchgerät«. Hersteller: Akupunktur-Service, 8311 Gerzen/Bayern, Sommerau 5, Tel. 0 87 44 / 10 37; von dort kann man gratis Prospekte anfordern. Der Preis des bewährten Gerätes beträgt 248 DM. Im Fachhandel sind mehrere andere Meßgeräte, die zum Teil sehr aufwendig konstruiert und teuer sind. Ihre Preise betragen bis zu 5000 DM.
Bei der Messung des elektrischen Hautwiderstandes wird dieser mit dem Widerstand der umgebenden Hautfläche in Beziehung gesetzt. Beim »Akupunkturstab« glimmt eine rote Leuchtanzeige an der Spitze des Gerätes auf, sobald der Hautwiderstand abnimmt. Wenn der Widerstand sein jeweiliges Minimum erreicht hat und der Punkt korrekt geortet ist, leuchtet die Lampe mit voller Kraft auf.

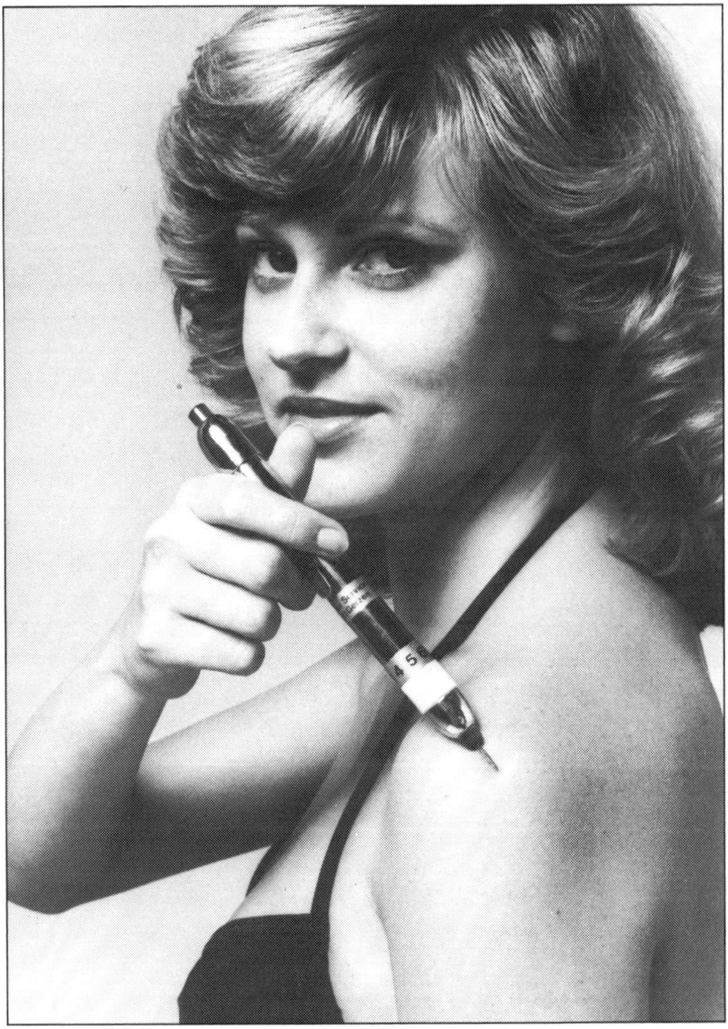

Akupunktur-Suchgerät zur Lokalisation der Punkte

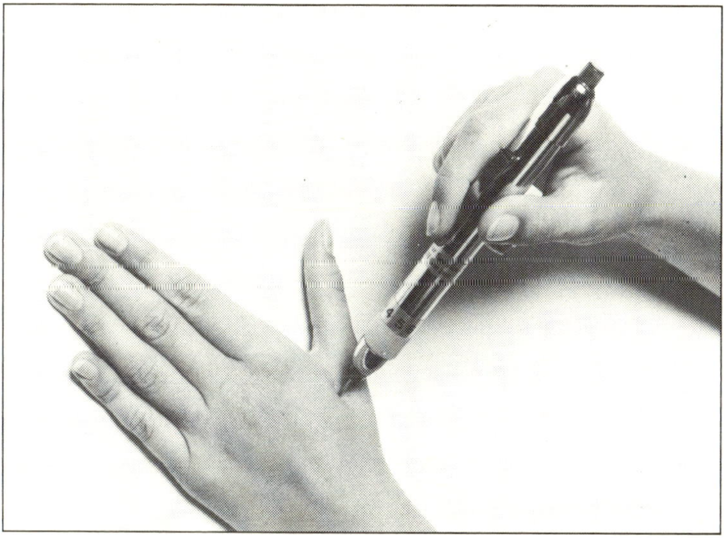

Bestimmung des Migränepunktes »ho-ku«

Bei der Untersuchung streicht man mit der Metallspitze ohne Druck über das Hautgebiet, in dem der gesuchte Punkt liegt. Die Untersuchung ist also schmerzlos, absolut ungefährlich und geräuschlos. Weil von Mensch zu Mensch die Struktur, die Dicke und Durchfeuchtung der Oberhaut in weiten Grenzen schwankt – und der elektrische Hautwiderstand hiervon abhängig ist –, weisen die Untersuchungsgeräte mehrere Schaltstufen auf. Ist die Haut besonders trocken, zum Beispiel auf dem Handrücken, muß eine andere Schaltstufe eingestellt werden als bei ohnehin feuchter Haut, zum Beispiel in der Handinnenfläche. Die Schaltstufen machen es problemlos möglich, das Gerät den wechselnden Anforderungen anzupassen. Während der Selbstmessung schließt sich zwischen der Hand, die das Gerät hält, und der Meßspitze ein Kreislauf. Sucht man den Akupunkturpunkt hingegen bei einer zweiten Person, so ist diese mit der freien Hand anzufassen, um den Widerstandskreislauf zu schließen.

Elektronik macht es möglich

Die Meßgeräte, die es erst seit kurzer Zeit gibt, sind aus winzigen Widerständen und Transistoren aufgebaut. Das Gerät verbraucht nur dann Strom (und auch dies extrem sparsam), solange es gehandhabt wird. Den Strom bezieht der Punktsucher aus Hochleistungsbatterien, die die Konstruktion von fremden Stromquellen völlig unabhängig machen. Aus diesen Gründen braucht das volltransistorierte elektronisch arbeitende Gerät keine besondere Wartung. Es kann in der Innentasche der Kleidung überall mitgeführt werden.
Die erstaunlichen Behandlungserfolge, die durch Akupunktur erzielt werden, gehen zum guten Teil auf die nunmehr mögliche genaue Lokalisation der Punkte bei jedem Individuum zurück. Auch in Tierversuchen hat sich gezeigt, daß Warmblüter – Pferde, Schweine, Kühe – Akupunkturstellen aufweisen. So ist es gelungen, schmerzhafte Eingriffe, die sonst eine Narkose erfordern, bei diesen Tieren unter Akupunktur-Anästhesie vorzunehmen. Die Entwicklung steht hier offenbar noch an ihrem Anfang.

Die Zivilisationskrankheiten

Von den medizinischen Problemen, vor denen die Heilkunst am Ende des zweiten Jahrtausends nach Christi steht, hätten sich die alten chinesischen Akupunkteure nichts träumen lassen. In den letzten Jahrzehnten haben sich in Europa die Krankheiten gewandelt, wie zuvor nicht in Jahrhunderten.

Es werden Herzen übertragen und tödlich Verletzte wiederbelebt. Schwerkranke leben unter Sauerstoffzelten, Abwehrschwache isoliert der Medizinbetrieb solange hinter Glas und keimtötenden Filtern, bis sie ihre Krankheit überwunden haben. Säuglinge werden im Mutterleib operiert. Blinde lernen wieder sehen, Taube wieder hören.

Einem unbefangenen Beobachter nehmen die Wunder der modernen Medizin den Atem. Und dennoch: Bisher hat sich die Heilkunde als überfordert erwiesen, wenn es gilt, mit jenen Schädigungen fertig zu werden, die infolge der Industriegesellschaft und der modernen Zivilisation gleichsam wie neue Seuchen über die Menschheit gekommen sind: Alkohol, Nikotinmißbrauch, Freßsucht.

Schon stirbt mehr als die Hälfte aller Deutschen an Herzinfarkt, Leberzirrhose, Lungenkrebs, chronischer Bronchitis oder Zuckerkrankheit. Übergewicht verkürzt die durchschnittliche Lebenserwartung mittlerweile häufiger als dies bösartige Geschwülste tun. Chronische Bronchitis hat ihre Ursache vornehmlich im Rauchen, nicht anders als der Lungenkrebs. Alkoholmißbrauch führt zur stetig steigenden Zahl der Leberkranken und Übergewicht kompliziert den Stoffwechsel des Zuckerkranken, raubt dem potentiellen Opfer des Herzinfarkts Gesundheit und Lebensjahre.

Neue Wege gehen

Wer gesund bleiben und alt werden will, der muß darauf achten, daß er nicht ein Opfer der modernen Seuchen wird. Wichtiger als jegliche Art medizinischer Vorsorge ist die Bekämpfung dieser gefährlichen Entwicklungen. Akupunktur hilft dabei!
Erst seit kurzem weiß man, welche Punkte in welcher Art es zu beeinflussen gilt, um den Schädlichkeiten Paroli bieten zu können. In der alten chinesischen Literatur ist vergeblich nach Anhaltspunkten gefahndet worden. Das alles war ja früher gar kein medizinisches Problem ...
Und doch basieren die neuen Behandlungsmethoden auf den alten Erkenntnissen. Die Heilung wird bewirkt durch die jeweils gleichzeitige Beeinflussung zweier Leitlinien (»Meridiane«). Mit dem süchtigen Verhalten, das den gefährlichen Entwicklungen zugrunde liegt, hat es ja seine eigene Bewandtnis: Niemand muß rauchen, muß exzessiv trinken oder wird gezwungen, sich überzuernähren. Stets liegt eine Fehlsteuerung der nervösen Funktionen vor, das Gleichgewicht zwischen Ein- und Ausfuhr wird mehr oder minder dauerhaft gestört, die Harmonie der Organfunktionen geht verloren. Und eben an diesem Punkt setzt Akupunktur hilfreich ein.

So dämpfen Sie den Appetit

In gesunden Tagen verfügt der menschliche Organismus über ein perfekt funktionierendes System, daß Ein- und Ausfuhr der Nahrungsmittel, Kalorienbedarf und Kalorienverbrauch, ohne unser willentliches Zutun reguliert. An der Einhaltung des lebenswichtigen Gleichgewichts sind das Appetitzentrum im Gehirn und die inneren Organe in gleicher Weise beteiligt.

Während das Appetitzentrum durch äußere Faktoren wie Tageszeit, Sinnesreize – ein festlich gedeckter Tisch! – beeinflußt wird, reagieren die inneren Organe vornehmlich auf die wechselnde Konzentration der gelösten Nahrungsbestandteile im Blut, vor allem den Blutzuckerspiegel. Weil die Leber das »Zentrallaboratorium« unseres Körpers ist, kommt ihr die Hauptbedeutung zu: In der Leber werden die Nahrungsbestandteile in ihre kleinsten zellulären Einheiten zerlegt, wird aus Zucker Fett aufgebaut, der Stoffwechsel der Aminosäuren gesteuert.

Jegliche Dämpfung des Appetits hat diese Umstände zu berücksichtigen. Und ohne Appetitdämpfung keine Gewichtsminderung! Solange der Organismus durch Fehlinformationen dieses Zentrums Schaden nimmt, solange ist der Patient durch Übergewicht gefährdet.

Was tun? In leichteren Fällen und zu Beginn einer Abmagerungsbehandlung hat es sich bewährt, den Spezialpunkt »yü-pe« zu beeinflussen. Er liegt auf der Außenseite des Oberarms, und zwar direkt im Schnittpunkt der Mittellinien. Die beiden Illustrationen S. 44 und 45 zeigen den Punkt.

In hartnäckigen Fällen ist es damit allein nicht getan. Seit kurzem hat sich deshalb eine Akupunktur durchgesetzt, die gleichzeitig *zwei* Meridiane beeinflußt. Es hat sich nämlich erwiesen, daß solche Art Kombinationstherapie den modernen »Seuchen« am besten Paroli bietet.

Wenn es ums Abnehmen geht, um die Therapie des Übergewichts, der krankhaften, fast süchtigen Neigung zur Nahrungsaufnahme – daher auch flapsig »Freßsucht« genannt –, hilft die Akupunktur der Harmonisierungspunkte (H-P) wichtiger innerer Organe, nämlich des »Zentrallaboratoriums« Leber und der für die Blutbildung und mithin den Transport der Nahrungsbestandteile entscheidenden Milz. Beeinflußt werden die beiden H-P an der Großzehe.

Am inneren Nagelwinkel der Großzehe endet der VIII. Meridian, die Leitlinie der Leber. Am äußeren Nagelwinkel, symmetrisch zu dem vorgenannten Punkt, liegt der H-P des XII. Meridians, der der Milz zugehört.

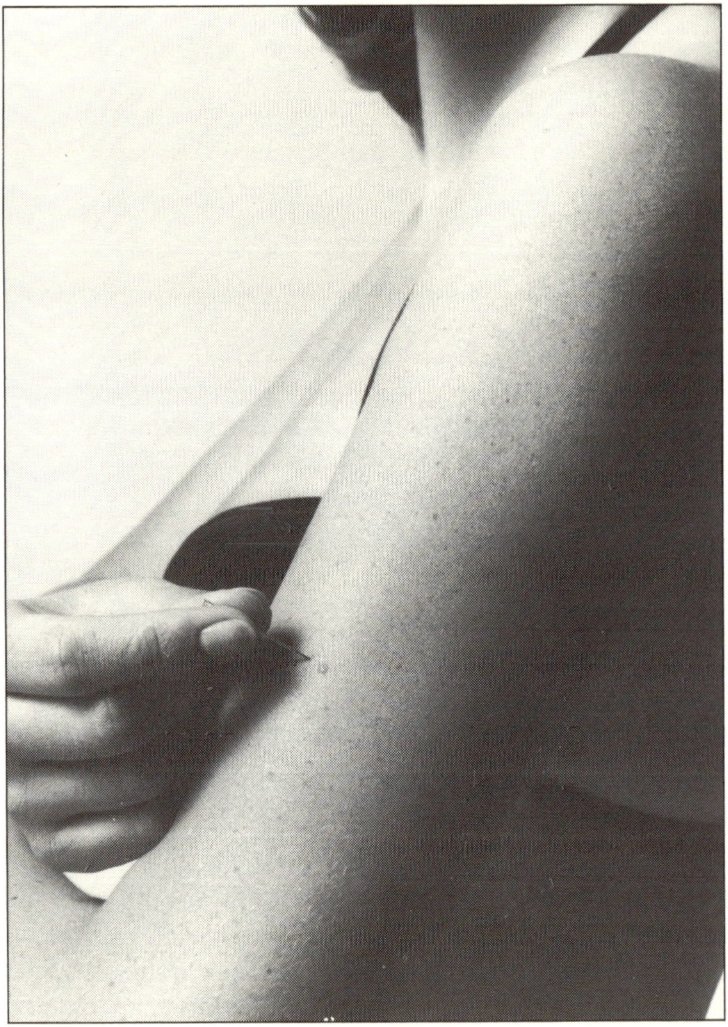

ABNEHMEN (APPETITDÄMPFUNG)

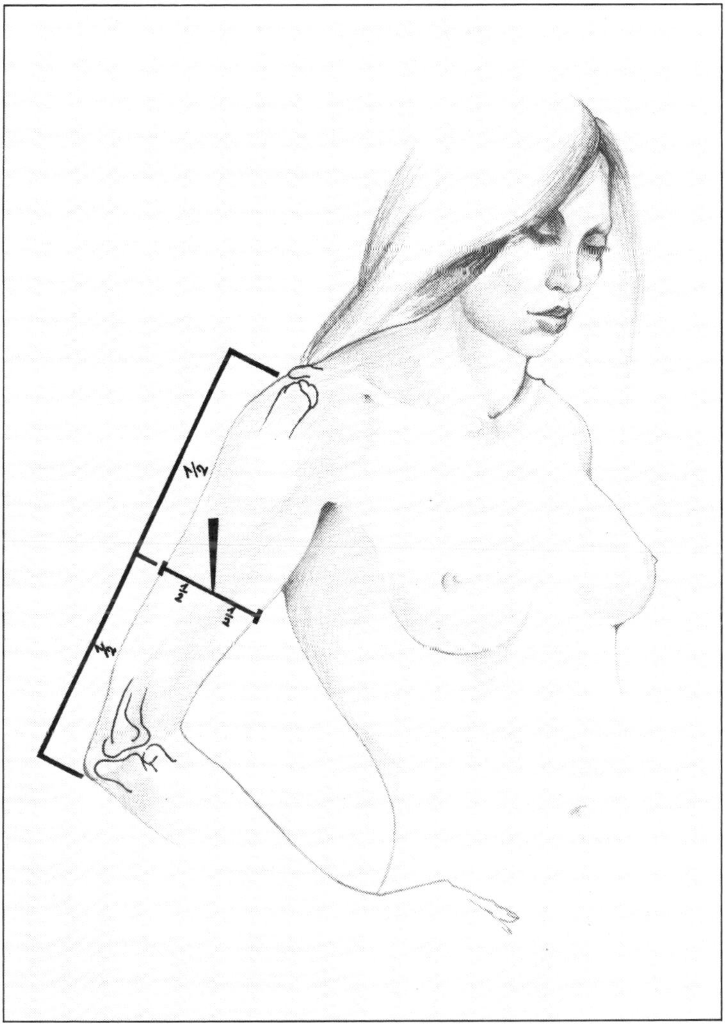

Name des Punktes:	»yü-pe«
Qualität:	Spezialpunkt; dämpft Appetitzentrum und Stoffwechsel
Beeinflussung:	Vor der Essenszeit; Silbernadel, 20 Sekunden

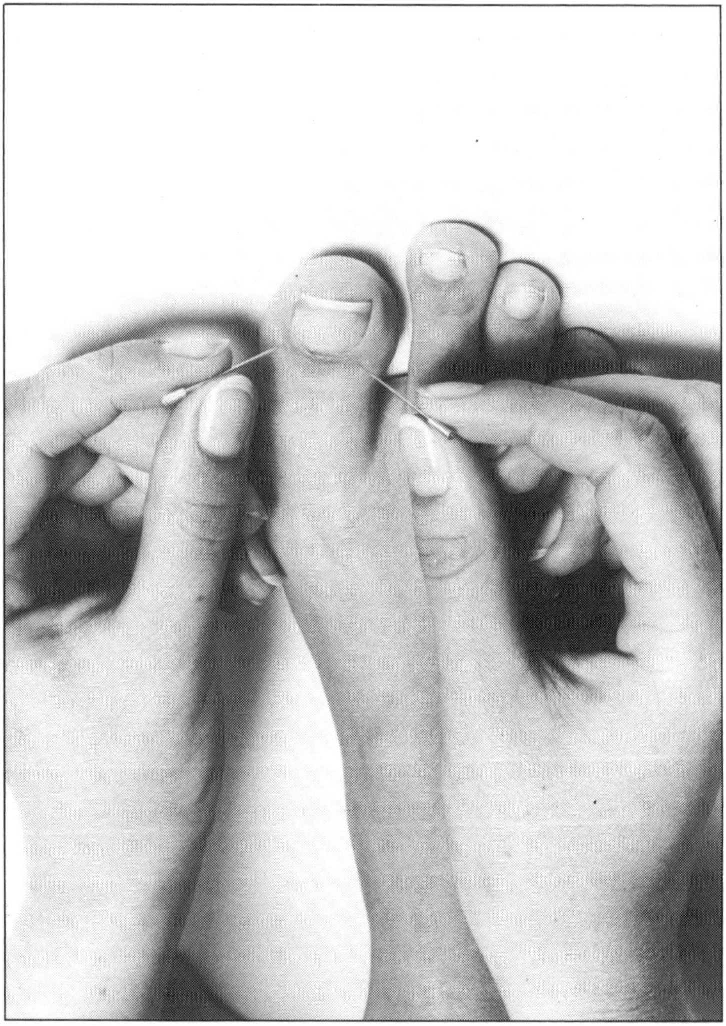

ABNEHMEN (APPETITDÄMPFUNG)

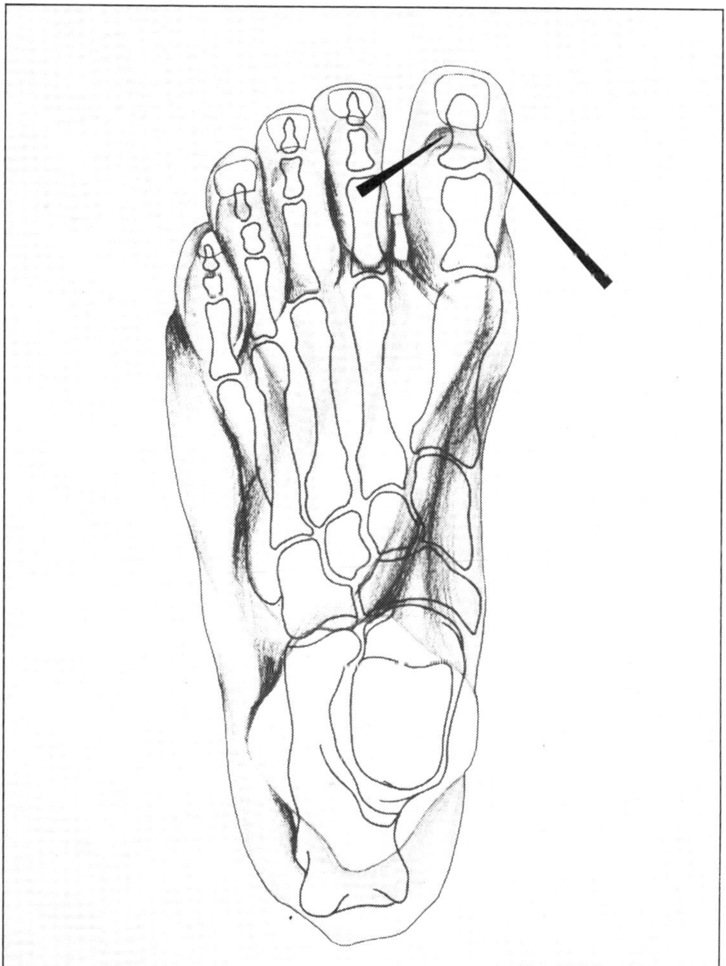

Name des Punktes:	H-P VIII (innen) und H-P XII (außen)
Qualität:	Harmonisierung von Leber und Milz, Stoffwechsel und Transport
Beeinflussung:	Einmal täglich drei Wochen lang; innen Gold-, außen Silbernadel; 20 Sekunden, gleichzeitig

Man beeinflußt den Leberpunkt mit einer kleinen Goldnadel, um das wichtige Organ zu ausgeglichener Arbeit anzuregen. Der Milzpunkt wird durch eine Silbernadel gedämpft. Beides geschieht gleichzeitig – darin liegt das Geheimnis des Erfolges!
Diese Therapie sollte über einen Zeitraum von mindestens drei Wochen täglich zu gleicher Stunde vorgenommen werden. Sie kann mit der leichter wirkenden Akupunktur des am Oberarm liegenden »yü-pe«, die mehrmals täglich, am besten vor den Mahlzeiten, erfolgt, kombiniert werden. Der Erfolg bleibt nicht aus!

Schach dem König Alkohol

Das gleiche Prinzip, welches sich zur Dämpfung übersteigerten Appetits bewährt hat, wird auch zur Behandlung des Alkoholmißbrauchs angewendet – das gleiche Prinzip, nicht etwa die gleichen Punkte!
Die Grenzen zwischen dem belebenden, womöglich gar therapeutisch nützlichen Alkoholgebrauch und dem höchst gefährlichen, für viele Menschen tödlichen Alkoholmißbrauch sind bekanntlich fließend. Ein Schluck Sekt für einen Kreislaufschwachen – das ist Medizin. Eine Flasche Schnaps für einen Leber- oder Herzkranken – das ist der Tod.
Die hier mitgeteilte Kombinationsbehandlung gilt der Alkohol*krankheit,* nicht etwa dem Alkoholgenuß. Sie ist dann erfolgreich, wenn sie einhergeht mit der Neuordnung der sozialen Bezüge und dem Willen des Patienten, sich vom Alkohol zu trennen – ein für allemal und vollständig. Es ist nicht damit getan, die Dosis zu reduzieren, sich mit kleinen Tricks selbst zu betrügen. Alles oder nichts – der Unterschied liegt zwischen einem Glas oder keinem, nicht etwa zwischen drei oder sechs ...
Wegen der Rückwirkungen des Alkohols auf nahezu alle Organe und Funktionen – medizinisch gesehen handelt es sich ja um eine chronische Vergiftung – kommt es bei der

Kombinationstherapie darauf an, das Herz, diesen Motor des Lebens, zu kräftigen: Also akupunktiert man den Anregungspunkt (A-P) des Herz-Meridians (I), der am daumenseitigen (inneren) Rand des kleinen Fingers liegt. Man nimmt dazu eine Goldnadel. Gleichzeitig harmonisiert man den H-P des Darm-Meridians (II), der symmetrisch zum vorgenannten Punkt am äußeren Rand des Kleinfingernagels lokalisiert ist, indem man eine kleine Stahlnadel einsticht. Die Behandlungsdauer beträgt 20 Sekunden – entscheidend ist die *gleichzeitige* Akupunktur.

Nikotinentwöhnung leichtgemacht

Jeder Raucher hat es ein dutzendmal versucht . . ., und jeder zweite ist trotz gutem Willen gescheitert: Es ist wirklich nicht so leicht, sich von der Zigarette zu befreien. Zwar ist die Abhängigkeit vom Nikotin im streng medizinischen Sinne keine Sucht, doch besteht ein suchtartiges Verlangen, eine Gewöhnung, die durch innere und äußere Reize eingeschliffen bleibt.

Nikotin ist ein Gefäßgift, daß in kleinen Mengen anregend auf Herz und Kreislauf wirkt: der Puls wird beschleunigt, die Herzfrequenz steigt an, und mit dem gleichfalls steigenden Blutdruck können vorübergehend Aufmerksamkeit und Reaktionskraft zunehmen. Der Preis freilich ist hoch. Nikotin wirkt als »Peitsche«, als ein unphysiologisches Aufputschmittel. Beim Verbrennungsvorgang des Tabaks entstehen zudem giftige Gase und Stoffe, die krebsfördernd wirken.

Gute Gründe, sich das Rauchen abzugewöhnen! Die Kombinationsbehandlung der beiden Meridiane von Herz und Lunge – den hauptsächlich betroffenen Organen – macht das möglich: Das suchtähnliche Verlangen nach dem Nikotin wird durch die Akupunktur des Harmonisierungspunktes (H-P) des Lungen-Meridians (IX) gedämpft. Dieser Punkt liegt an der Innenseite des Daumennagels, dort, wo der IX. Meridian endet. Man beeinflußt ihn durch eine kleine Goldnadel.

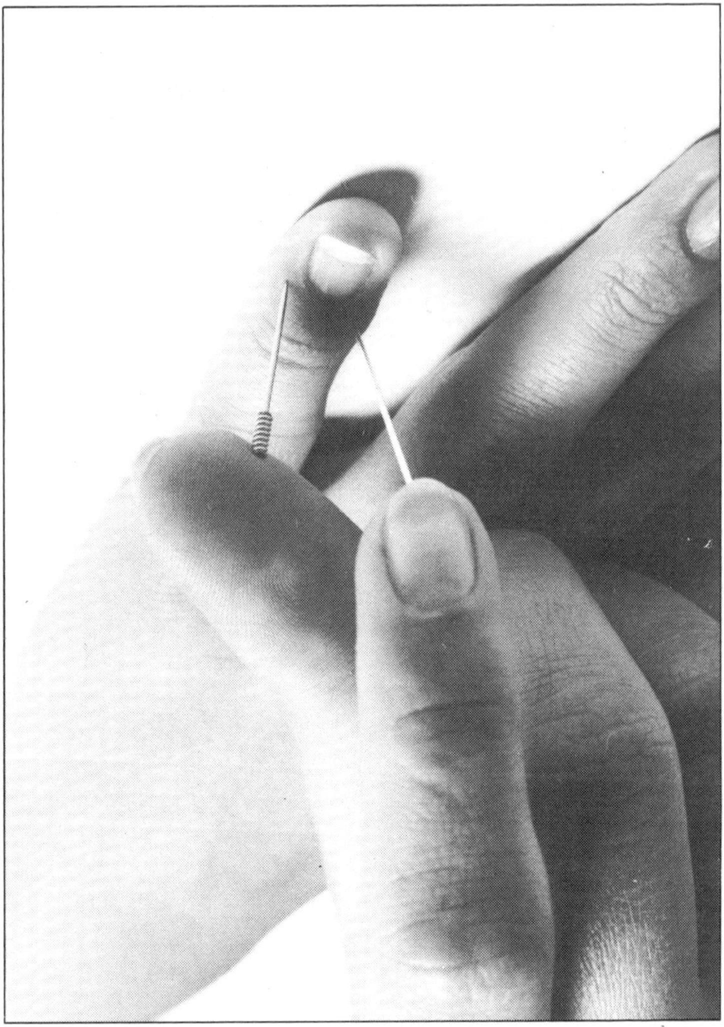

ALKOHOLISMUS

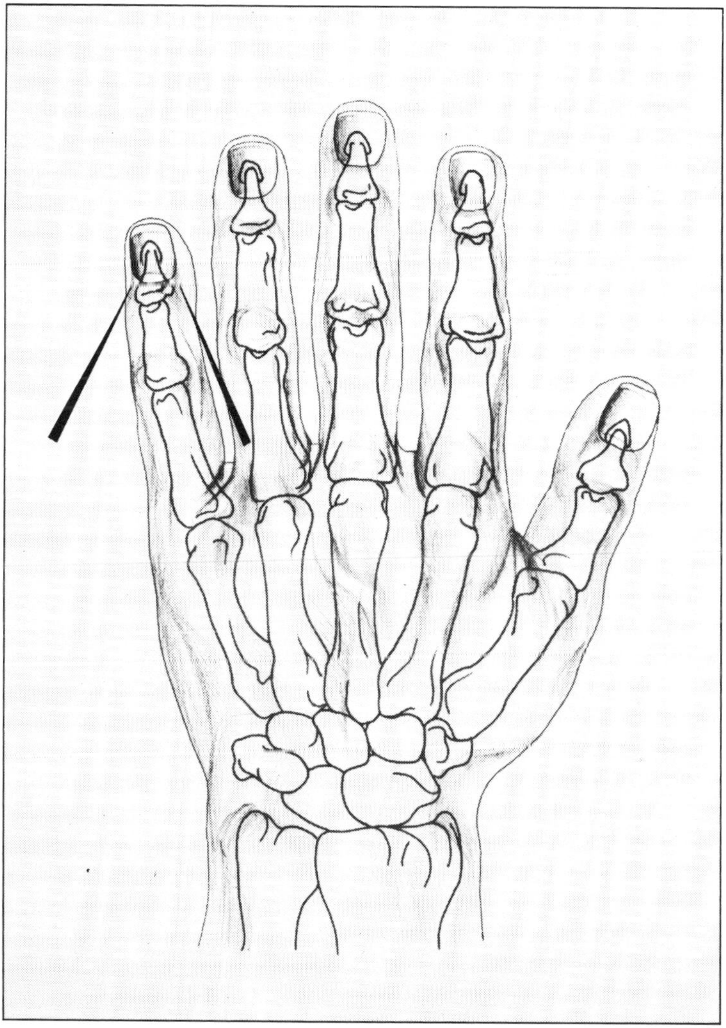

Name des Punktes:	A-P I (innen) und H-P II (außen)
Qualität:	Anregung der Herzfunktion und Harmonisierung der inneren Organe
Beeinflussung:	Einmal täglich drei Wochen lang; innen Gold-, außen Stahlnadel; 20 Sekunden, gleichzeitig

Gleichzeitig wird an der symmetrisch gegenüberliegenden Seite des Daumennagels der dort lokalisierte Spezialpunkt (S-P) des Herzens (I) mit einer großen Silbernadel akupunktiert. Zwanzig Sekunden Behandlungszeit haben sich am besten bewährt. Die Wirkung hält sechs Stunden an. Nach spätestens sieben Tagen ist die Abhängigkeit vom Nikotin beseitigt. Bei der Gefahr eines Rückfalls – die durch die sozialen Gegebenheiten immer möglich ist – kann erneut erfolgreich akupunktiert werden.

Heilanzeigen (Indikationen) der Akupunktur

Es ist bereits dargelegt worden, wann die Akupunktur erfolgreich eingesetzt werden kann – und wann nicht. Auf den folgenden Seiten werden die verbreitetsten Organ- und Funktionsstörungen in alphabetischer Reihenfolge aufgeführt. Aus Foto und Grafik ergibt sich jeweils die anatomisch genaue Lage des Akupunkturpunktes.
In der Bildunterschrift sind jeweils stichwortartig die Qualität des Punktes und sein Name sowie die empfohlene Art der Beeinflussung dargelegt.

Hier noch einmal die Punktarten:

H-P	Harmonisierungspunkt	meist Stahlnadel
A-P	Anregungspunkt	meist Goldnadel
B-P	Beruhigungspunkt	meist Silbernadel
S-P	Spezialpunkt	Gold/Silber/Stahl

Im Einzelfall kann es erforderlich werden, die Metallart zu wechseln. Entscheidend für den Behandlungserfolg ist normalerweise jedoch nicht die Art der Nadel, sondern die präzise Punktur der Hautstelle!
Und so zählen die chinesischen Akupunkteure die 14 Haupt-Meridiane :*
I: Herz; II: Darm; III: Blase; IV: Niere; V: Meister des Herzens; VI: Dreifacher Erwärmer; VII: Gallenblase; VIII: Leber; IX: Lunge; X: Dickdarm; XI: Magen; XII: Milz; XIII: Konzeption; XIV: Gouverneurs-Meridian.

* In dem Buch meines Kollegen Dr. med. Wolf Ulrich: »Schmerzfrei durch Akupressur und Akupunktur«, ein »Ratgeber für die Selbstbehandlung«, Econ Verlag, 20 DM, ist das System ausführlich geschildert.

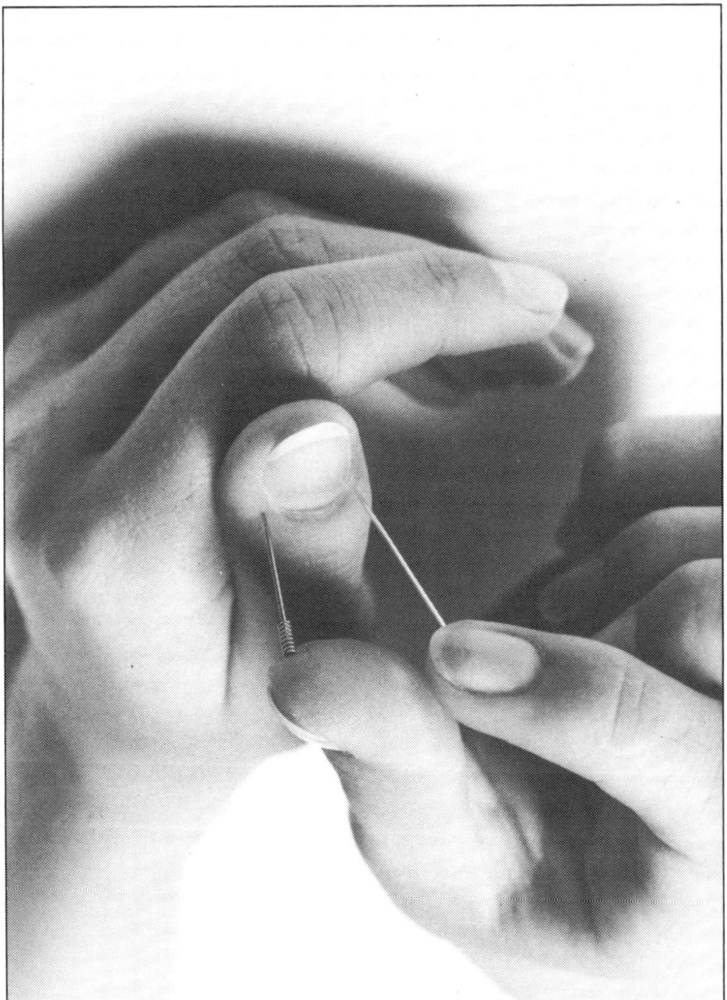

NIKOTINENTWÖHNUNG

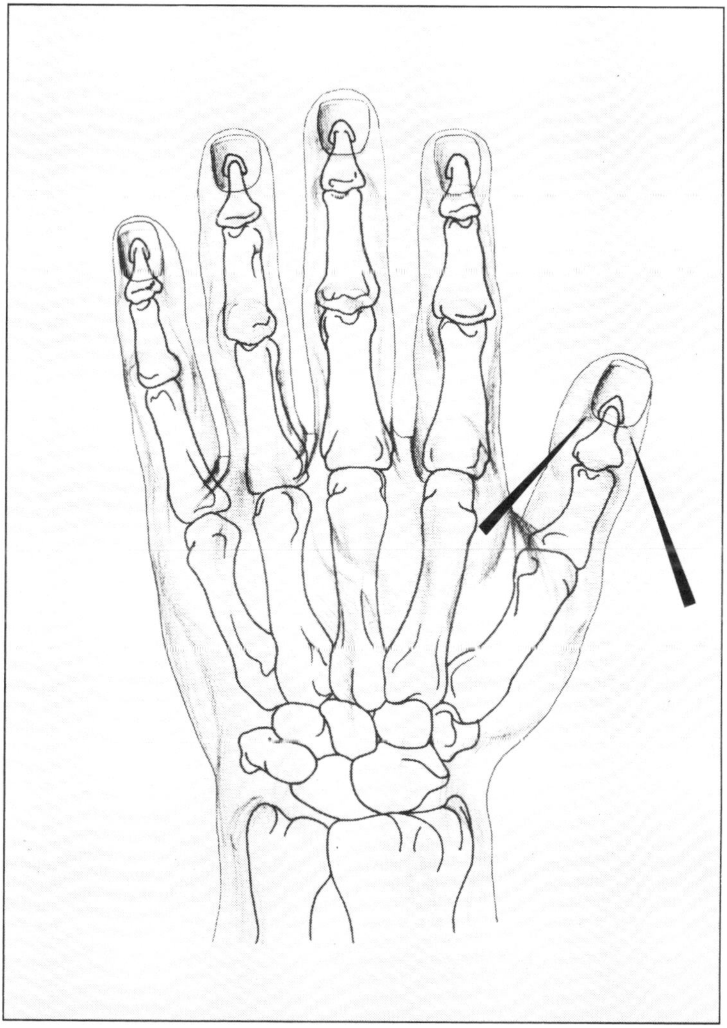

Name des Punktes:	H-P IX (innen) und S-P I (außen)
Qualität:	Dämpfung und Harmonisierung der Lunge und des Herzens
Beeinflussung:	Anfänglich in Sechsstundenabstand; innen kleine Goldnadel, außen große Silbernadel; 20 Sekunden

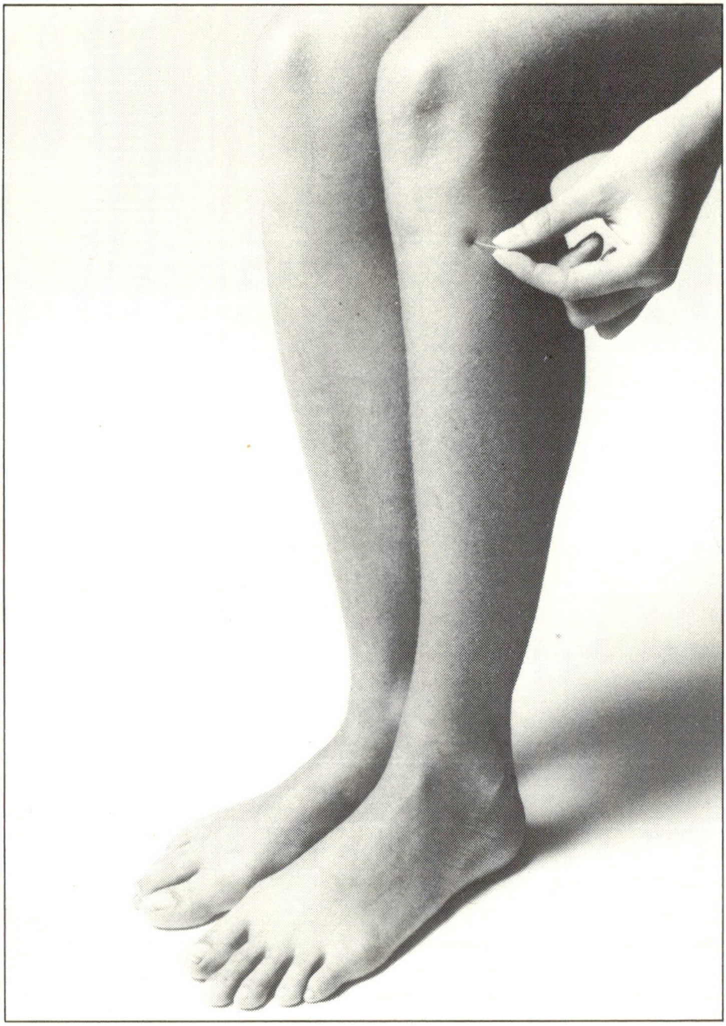

ANGST

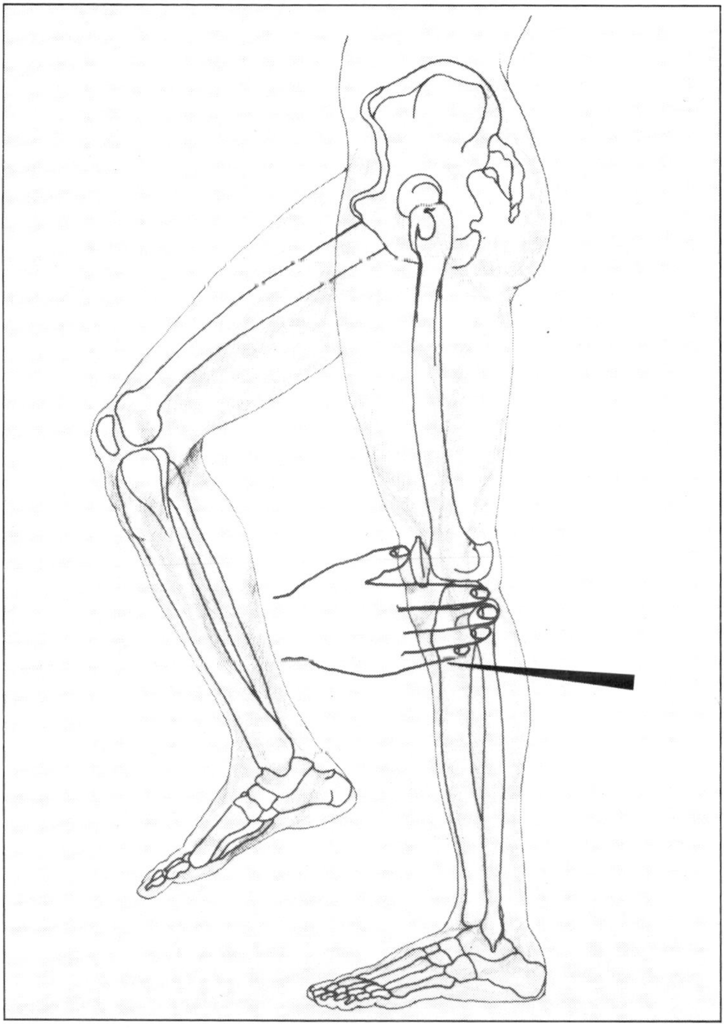

Name des Punktes: »Göttlicher Gleichmut«
Qualität: Harmonisierungspunkt
Beeinflussung: Große Stahlnadel; 10 bis 20 Sekunden

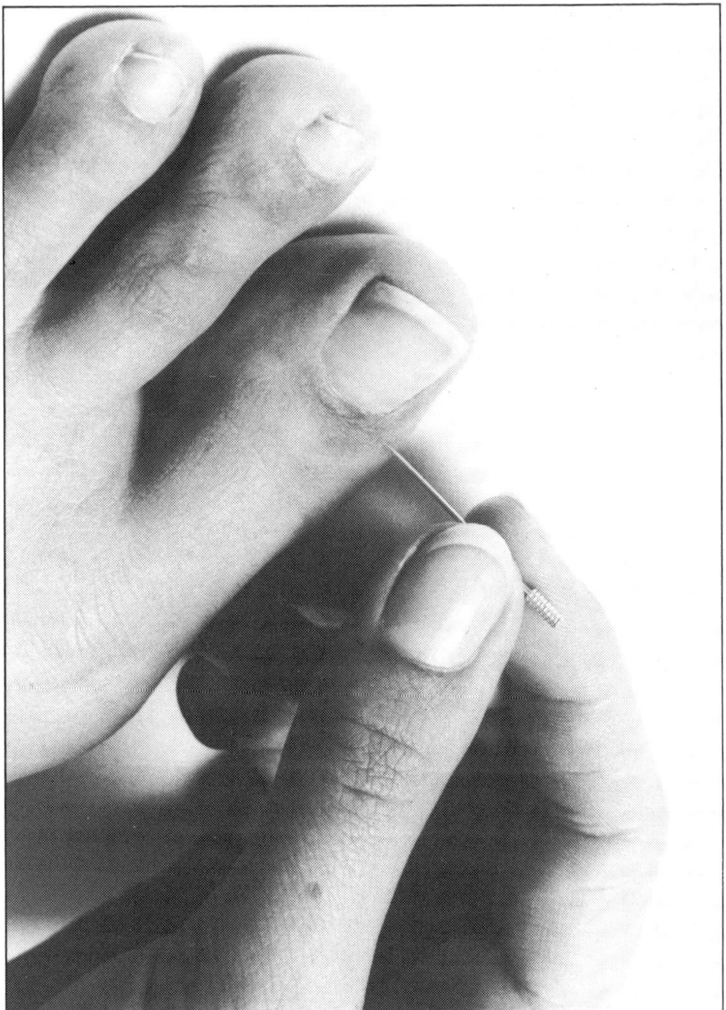

APPETITANREGUNG

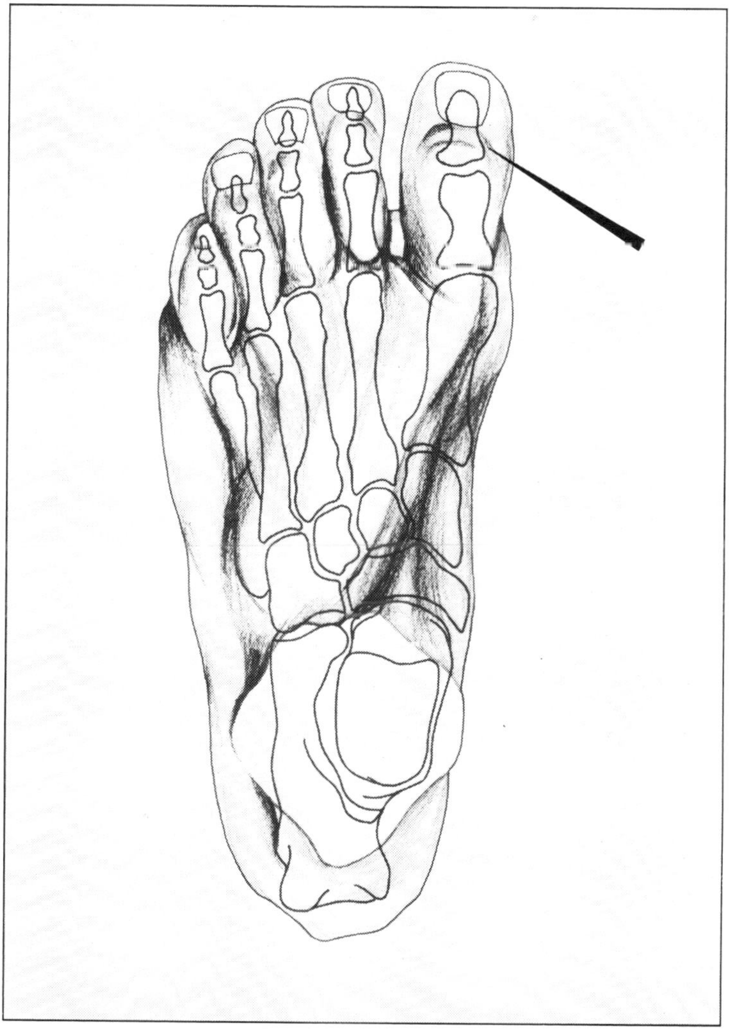

Name des Punktes:	H-P XII
Qualität:	Harmonisierung der inneren Organfunktionen
Beeinflussung:	Kleine Stahlnadel; 10 Sekunden

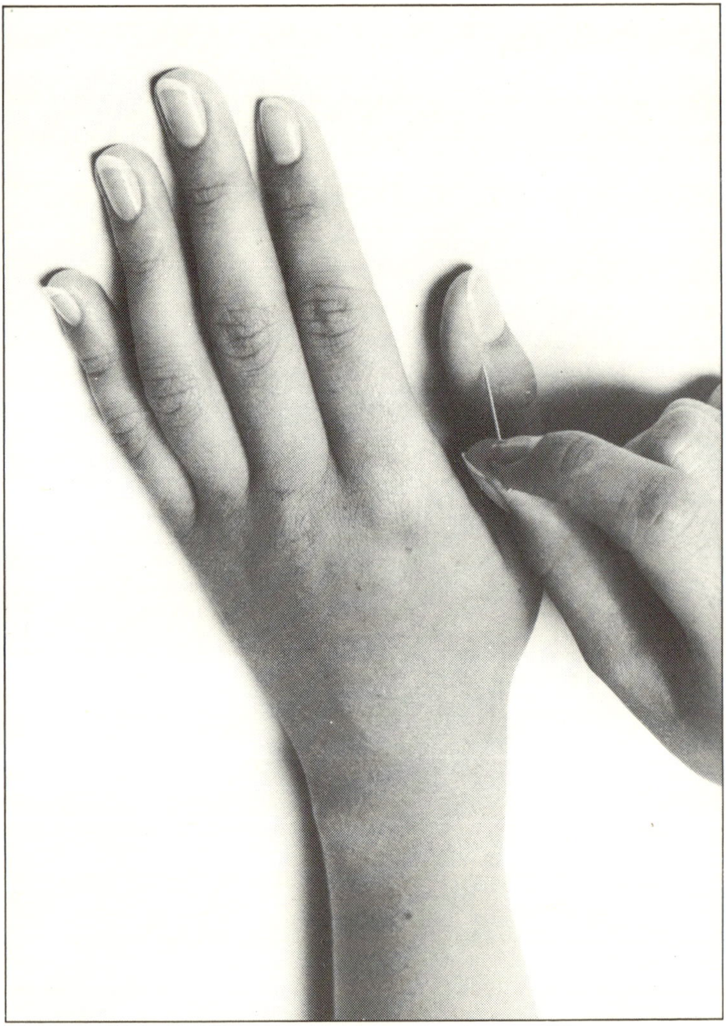

ASTHMA – ATEMNOT

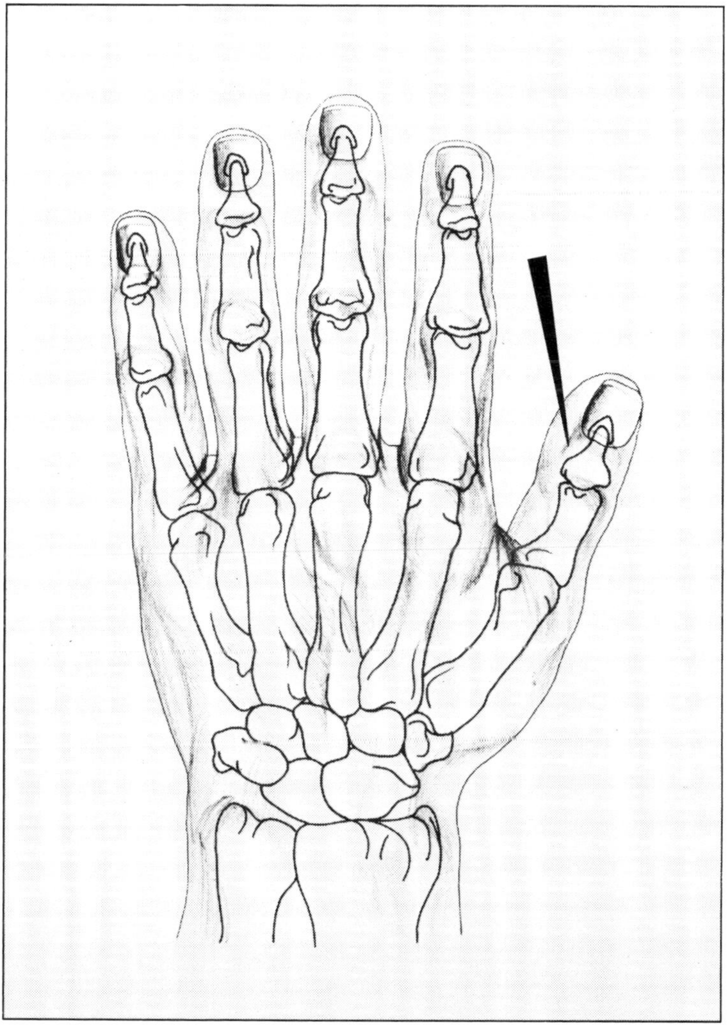

Name des Punktes: H-P IX
Qualität: Harmonisierung der Lungenfunktionen
Beeinflussung: Kleine Stahlnadel; 10 Sekunden

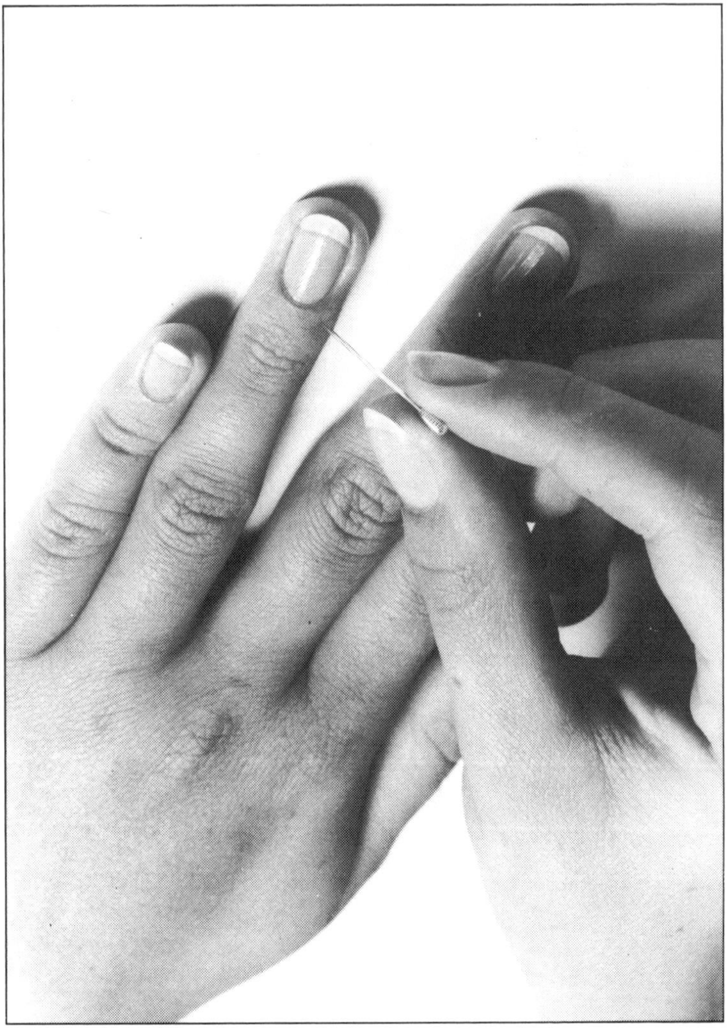

DEPRESSIVE VERSTIMMUNG

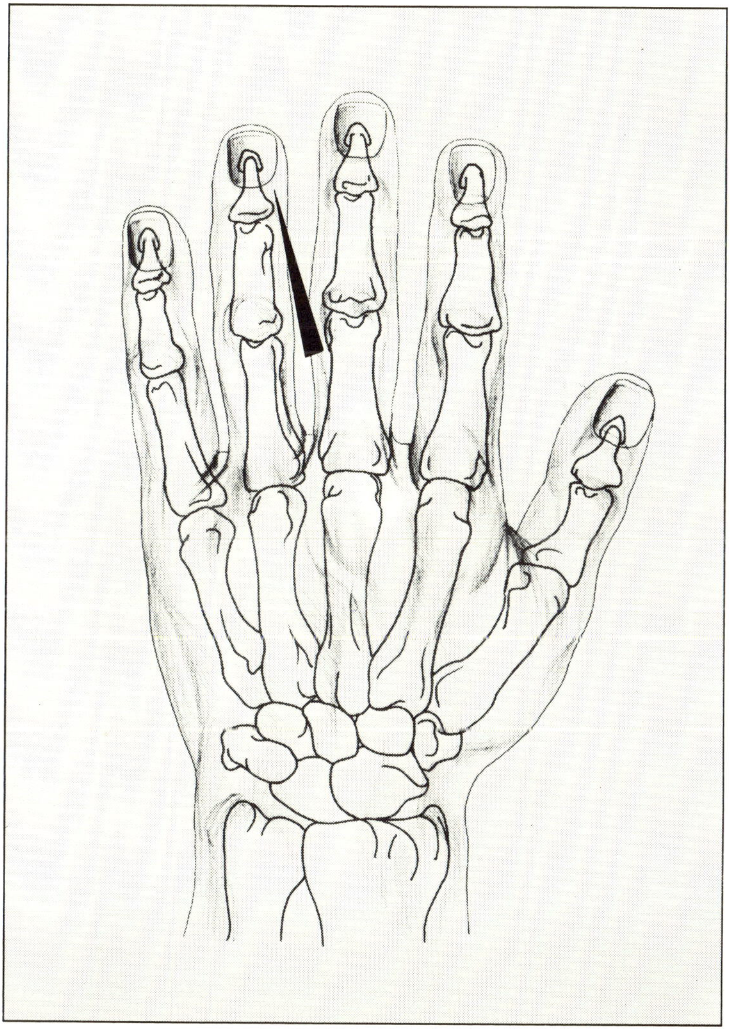

Name des Punktes: H-P VI
Qualität: Harmonisierung
Beeinflussung: Große Goldnadel; 15 Sekunden

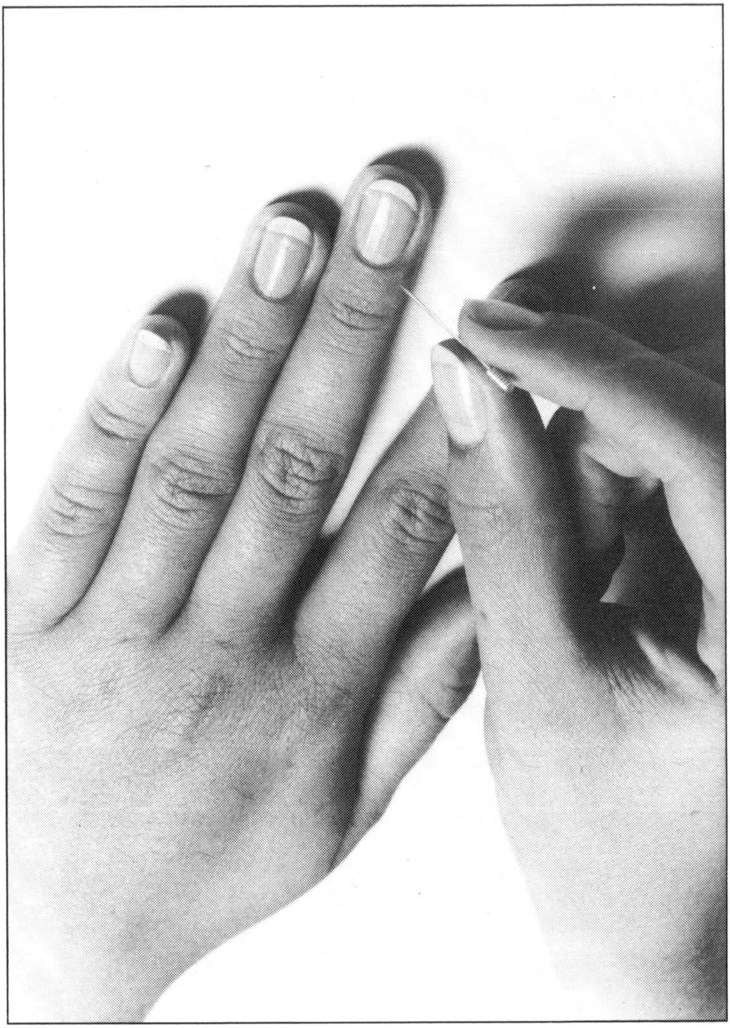

DURCHBLUTUNGSSTÖRUNG

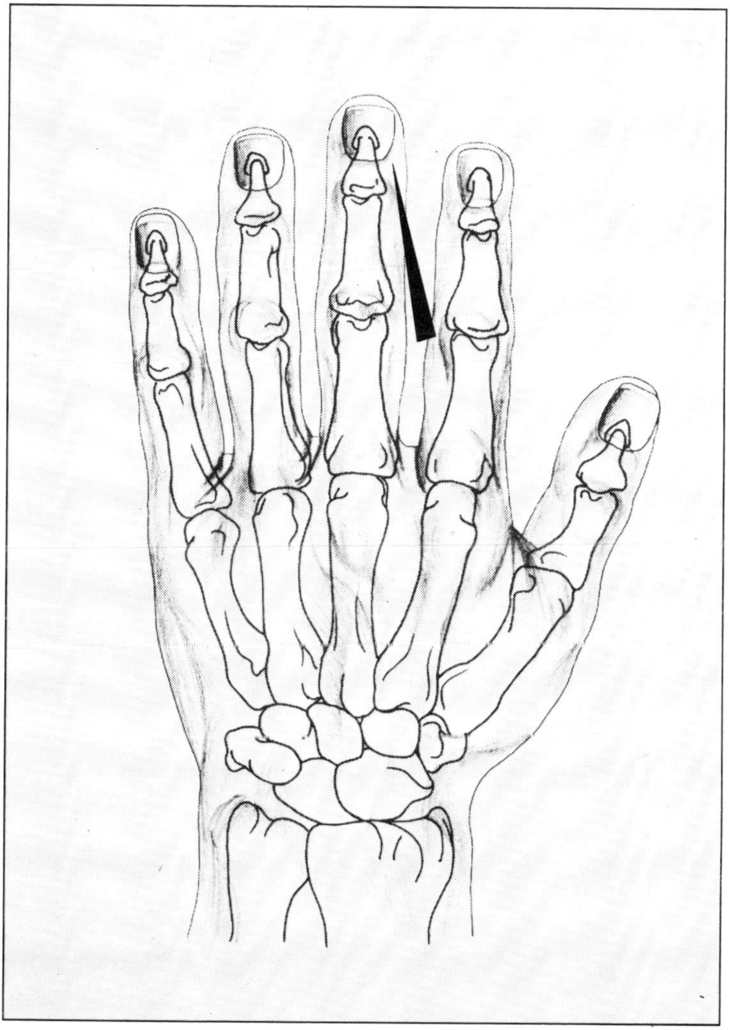

Name des Punktes:	H-P V
Qualität:	Harmonisierung
Beeinflussung:	Stahlnadel; 10 Sekunden; dreimal täglich bis zu drei Wochen

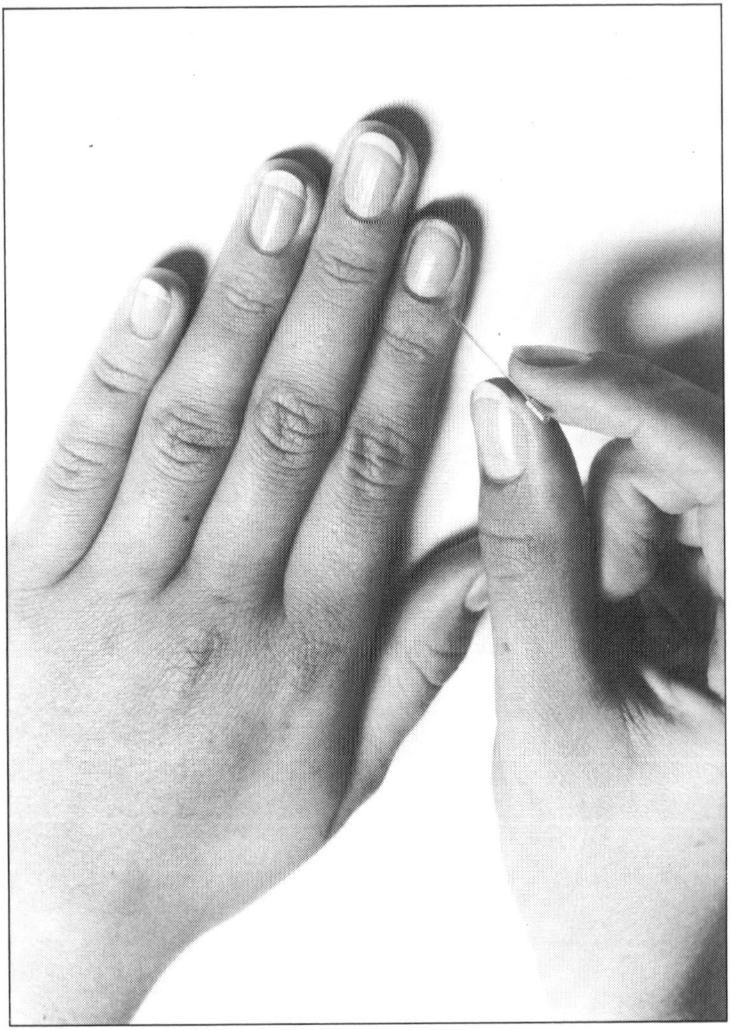

DURCHFALL

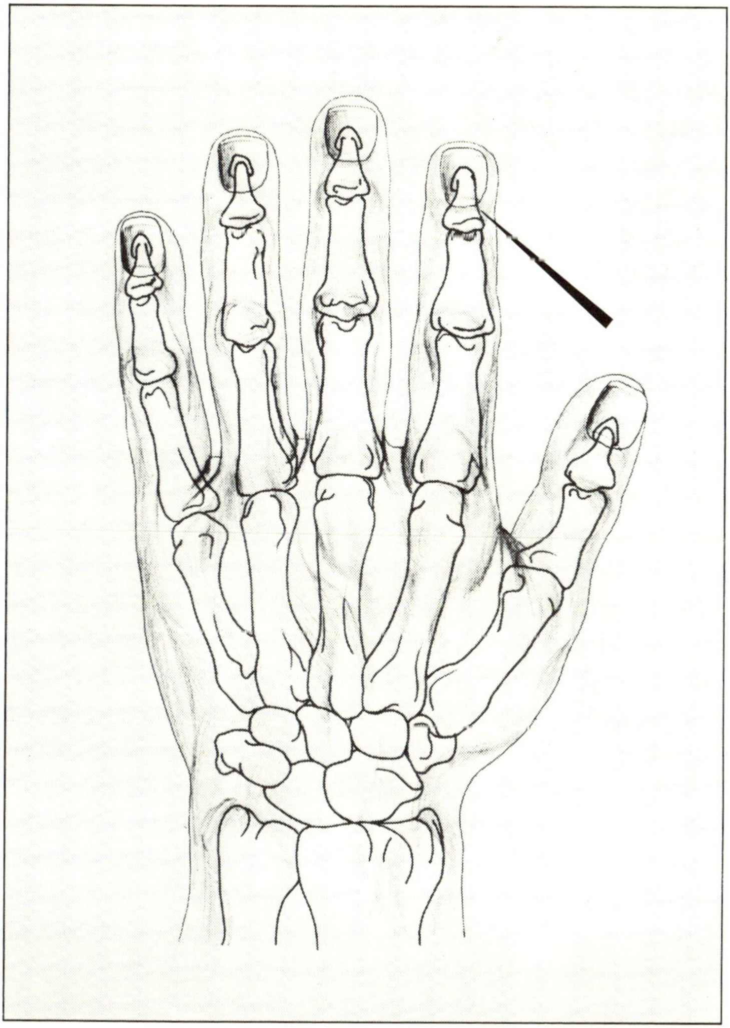

Name des Punktes:	H-P X
Qualität:	Harmonisierung
Beeinflussung:	Große Silbernadel; 20 Sekunden; stündliche Akupunktur erlaubt

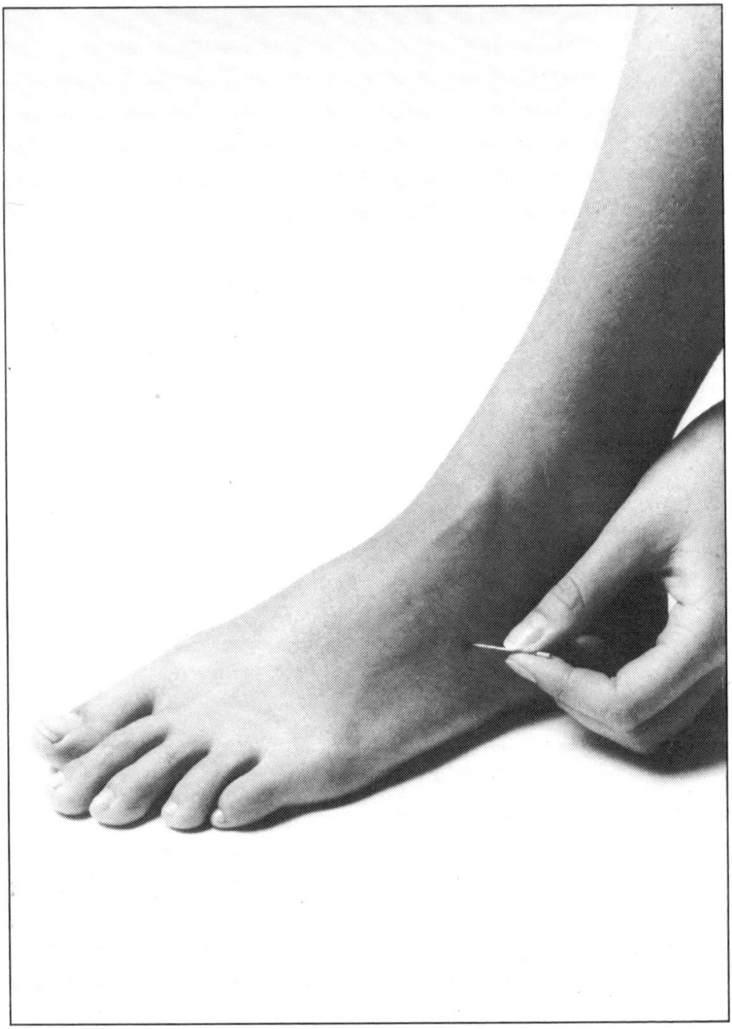

DURST

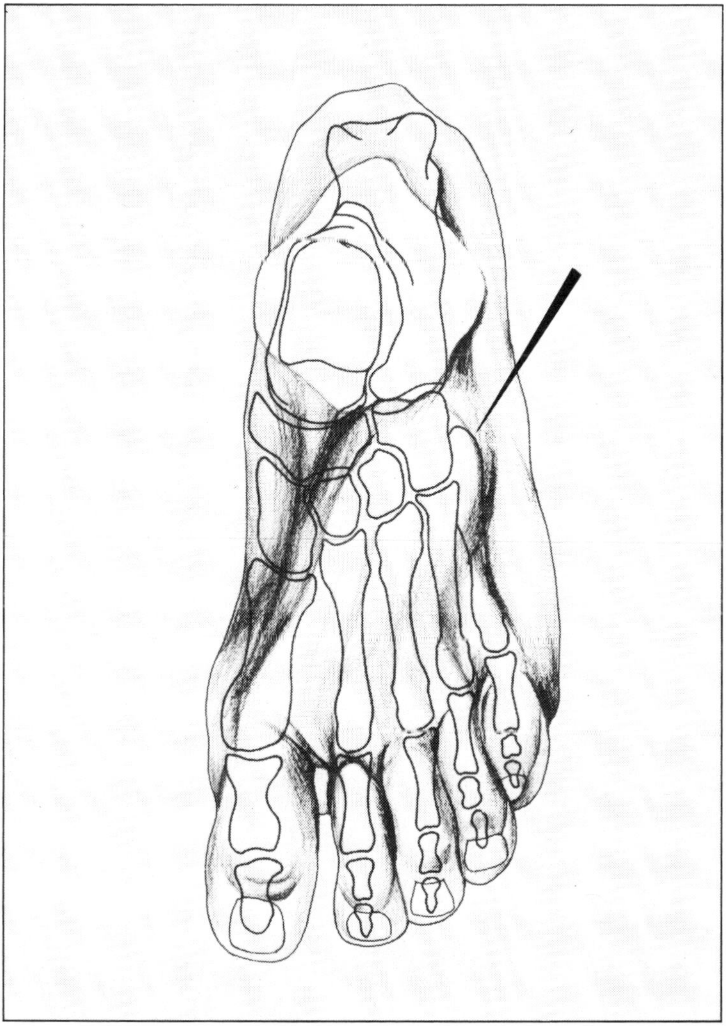

Name des Punktes: B-P III
Qualität: Beruhigungspunkt
Beeinflussung: Kleine Silbernadel; 20 Sekunden

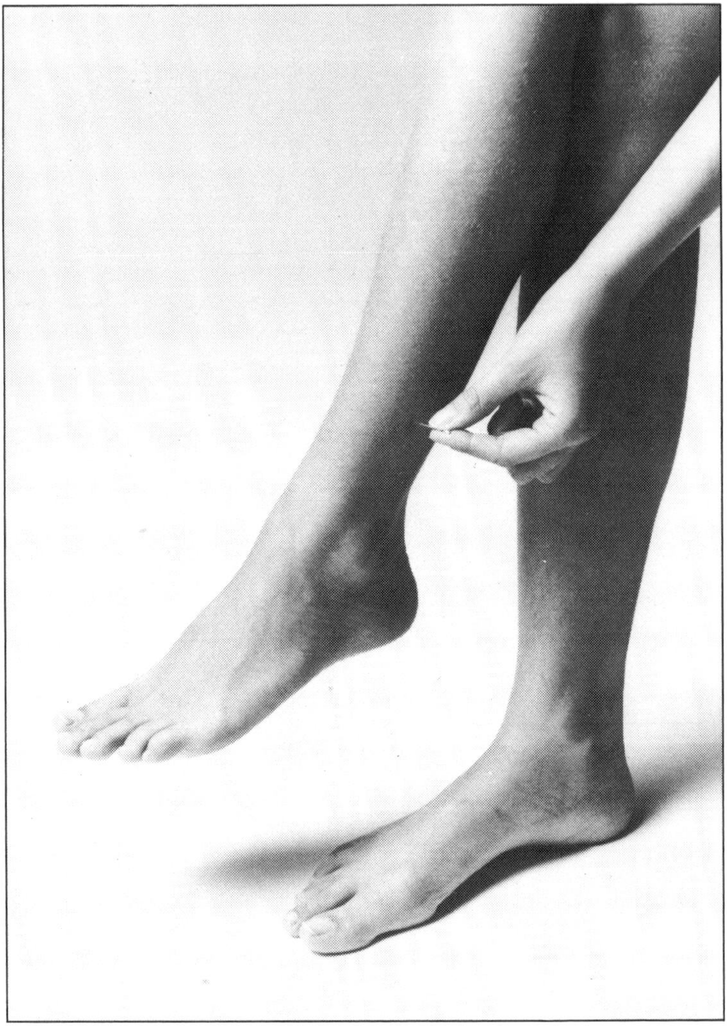

ERBRECHEN

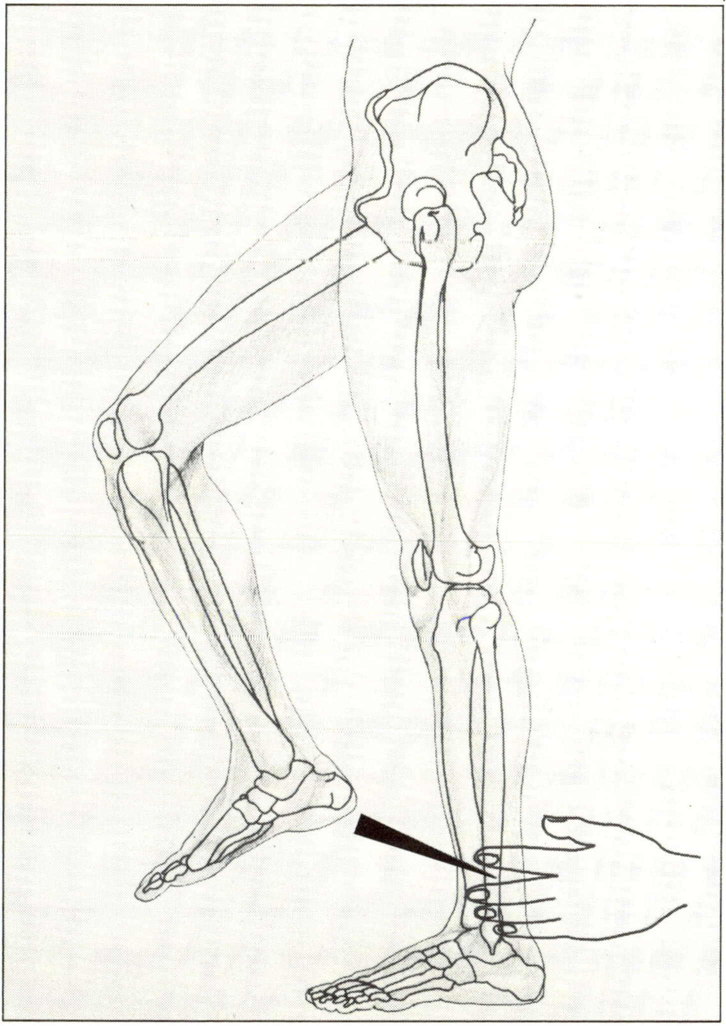

Name des Punktes: A-P IV (»pi-in-san«)
Qualität: Anregungspunkt
Beeinflussung: Kleine Goldnadel; 20 Sekunden

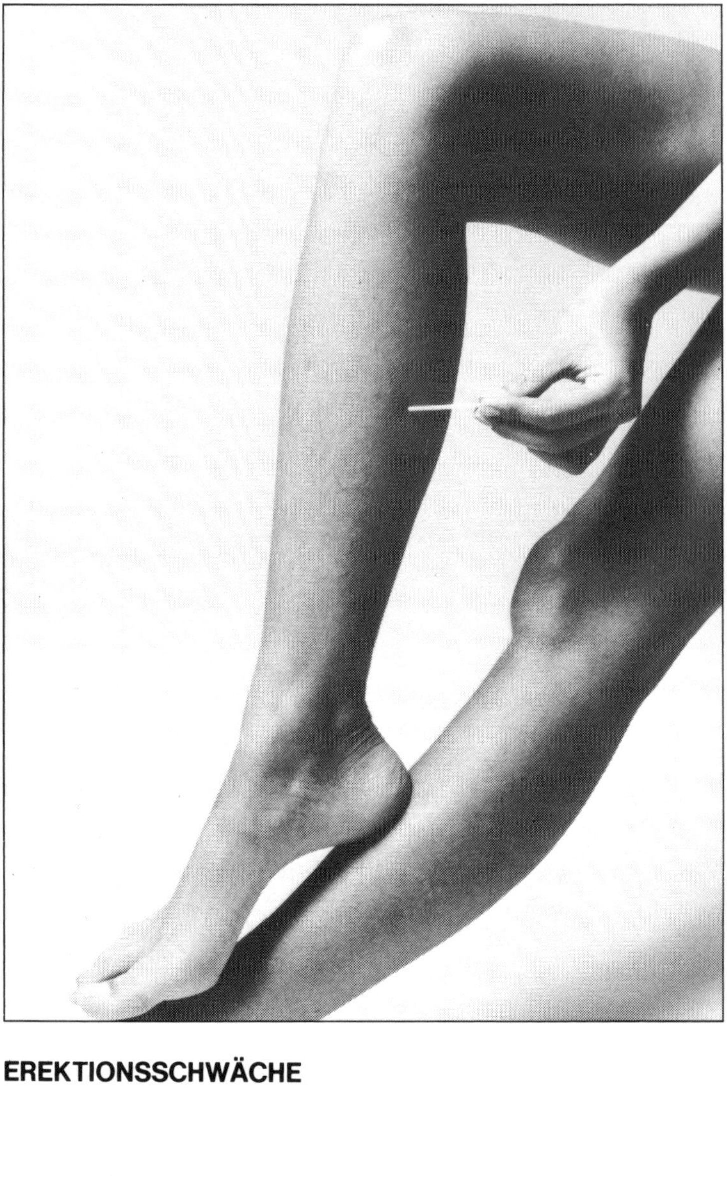

EREKTIONSSCHWÄCHE

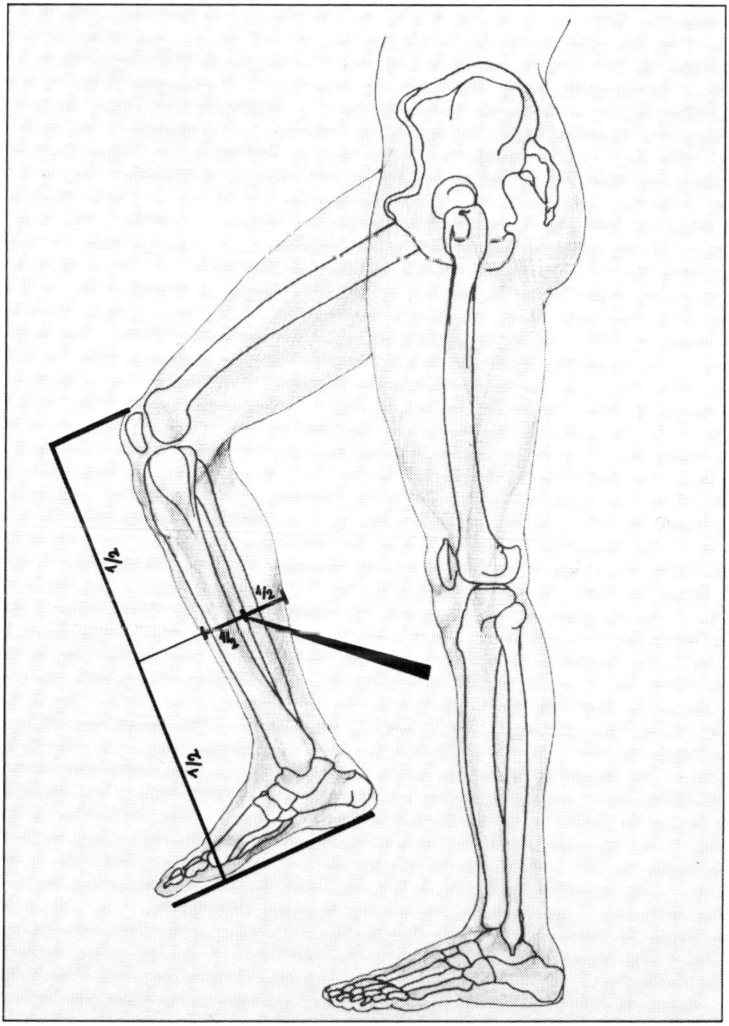

Name des Punktes:	»lo-si-mue«
Qualität:	Spezialpunkt
Beeinflussung:	Große Goldnadel; bis zu 20 Sekunden; notfalls »Vogelpicken«

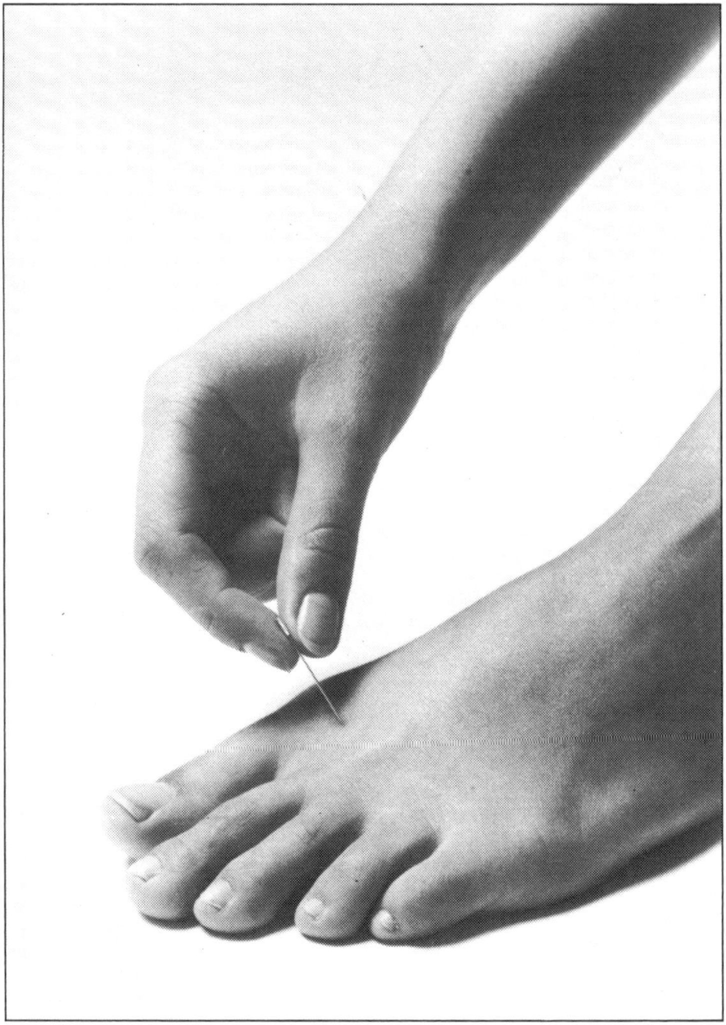

GALLENBLASENKOLIK

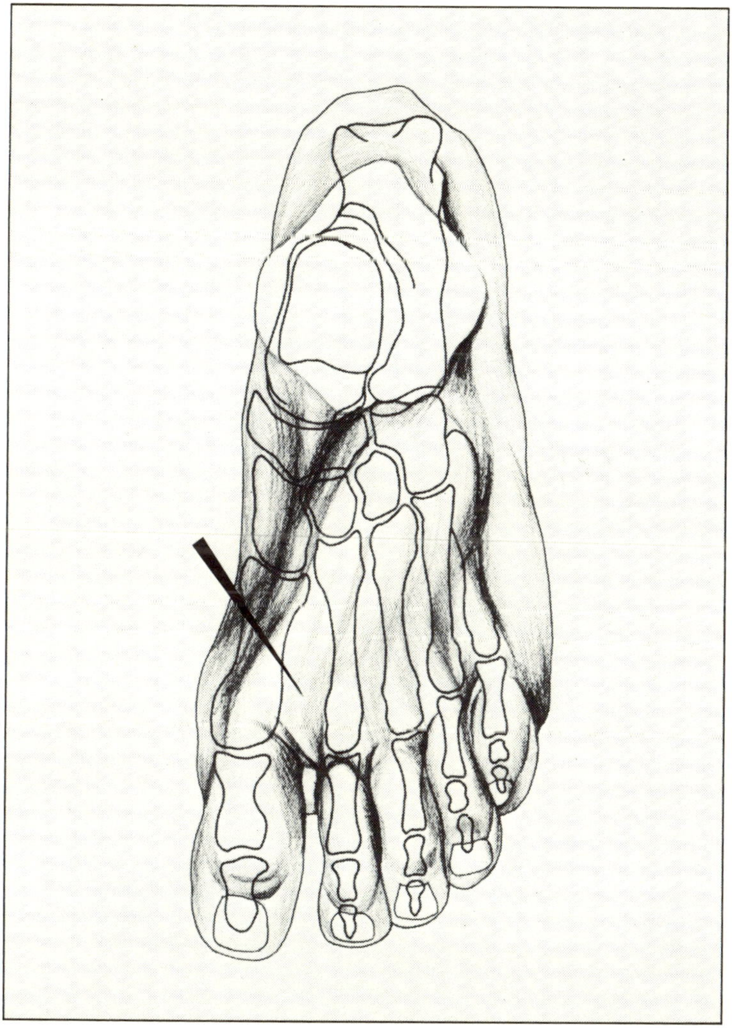

Name des Punktes: B-P VIII
Qualität: Beruhigung, Dämpfung
Beeinflussung: Große Silbernadel; bis zu 20 Sekunden; halbstündige Wiederholung erlaubt

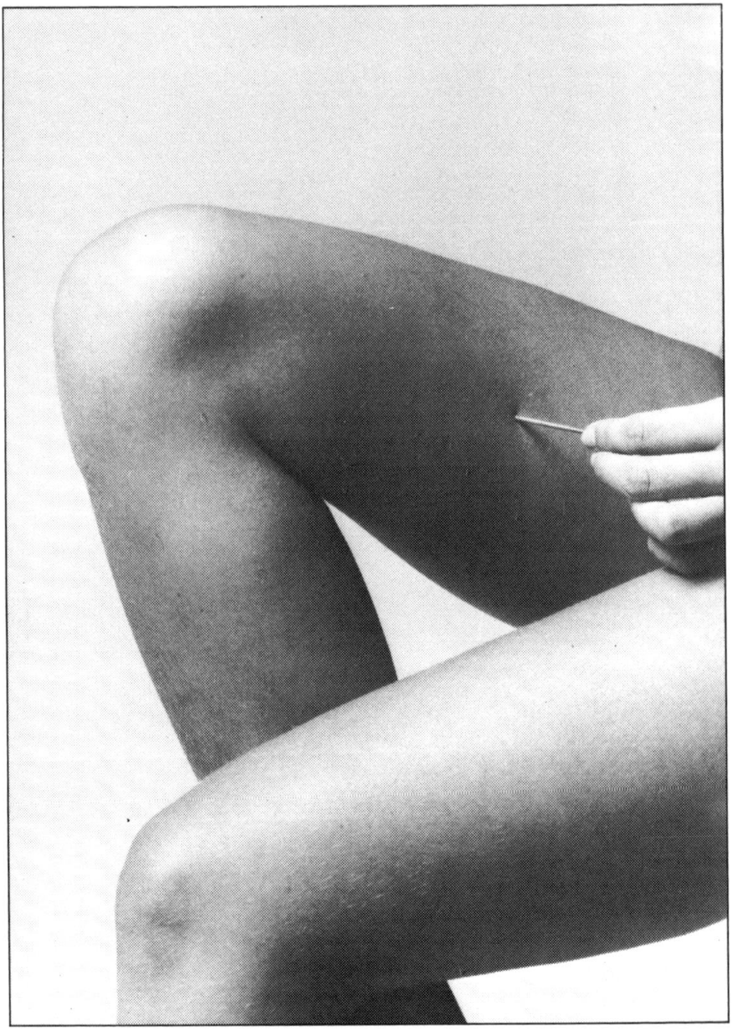

GEFÜHLSKÄLTE (FRIGIDITÄT)

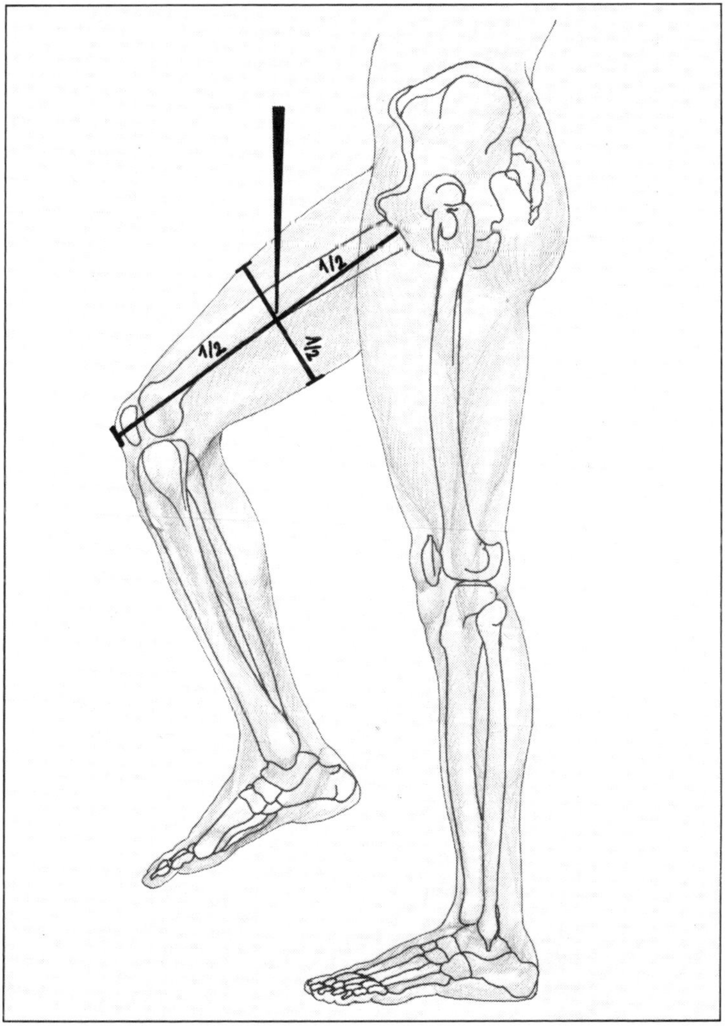

Name des Punktes: »cli-be«
Qualität: Spezialpunkt
Beeinflussung: Goldnadel; 20 Sekunden; Partnertherapie erwünscht; Ruhelage erforderlich

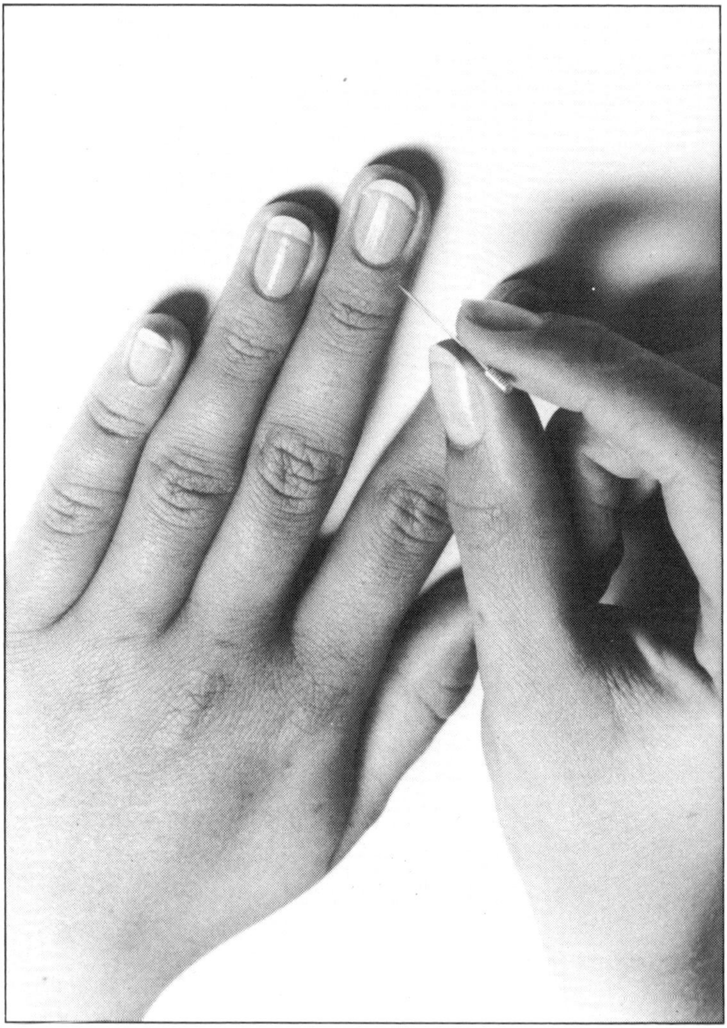

HERZSCHMERZ

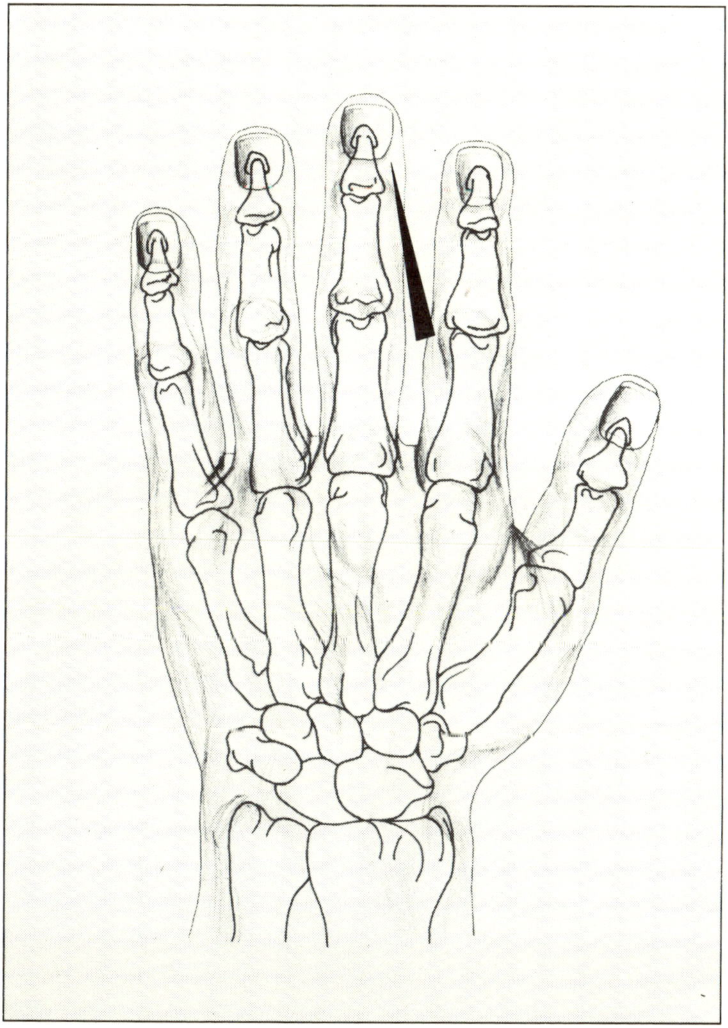

Name des Punktes: H-P V
Qualität: Harmonisierung, Beruhigung
Beeinflussung: Silbernadel; bis zu 20 Sekunden

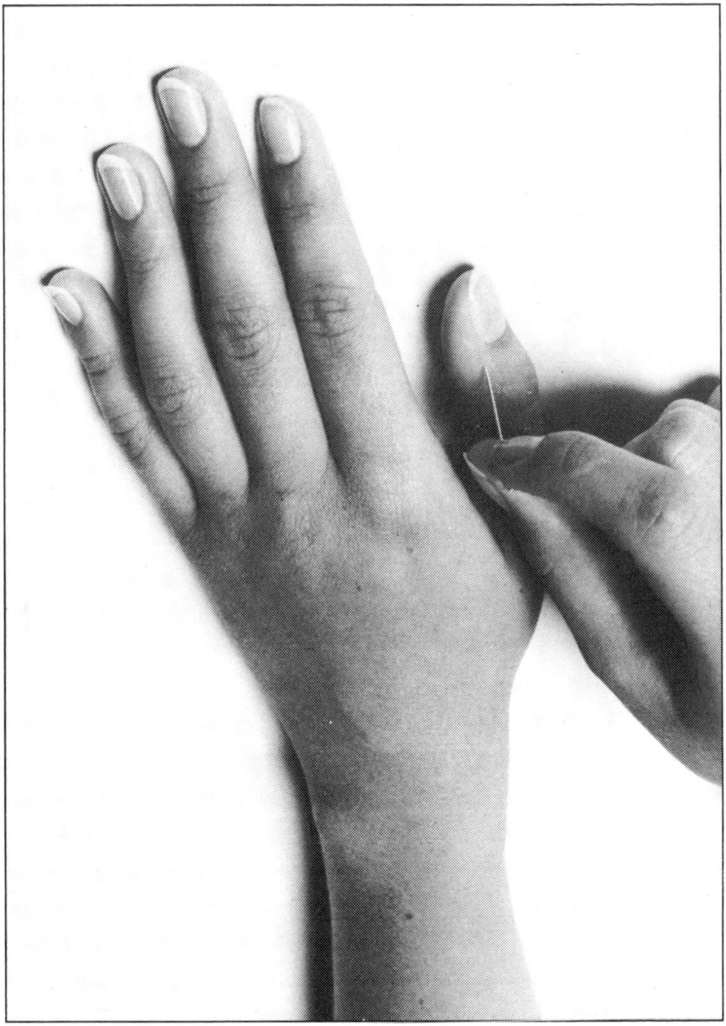

HUSTEN

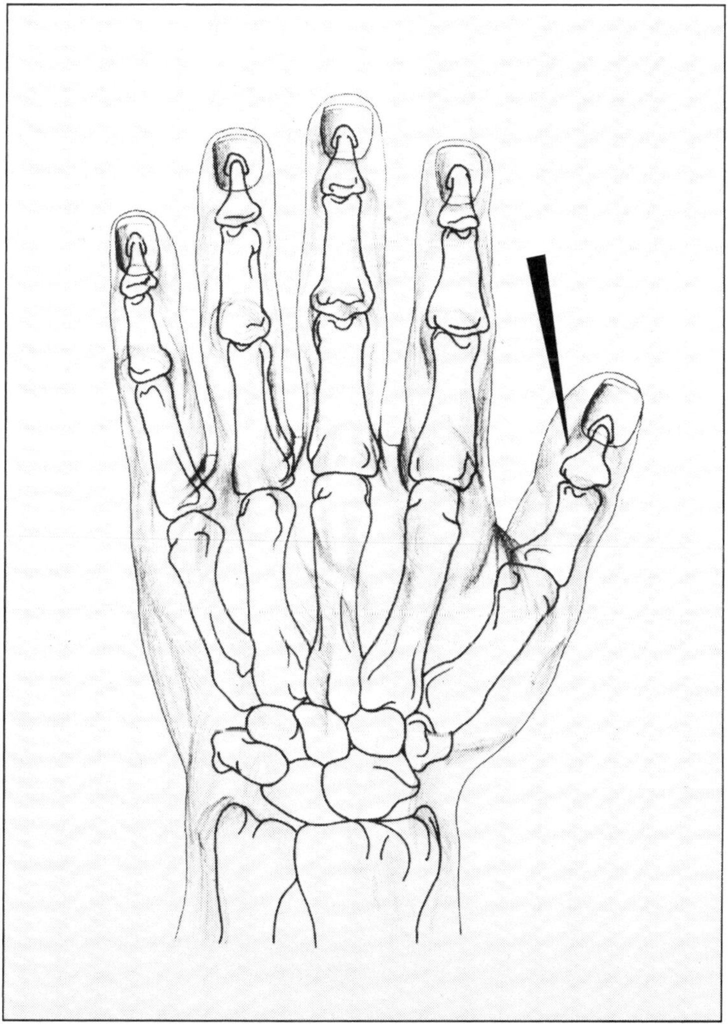

Name des Punktes: H-P IX
Qualität: Harmonisierung, Beruhigung
Beeinflussung: Kleine Silbernadel; 10 Sekunden

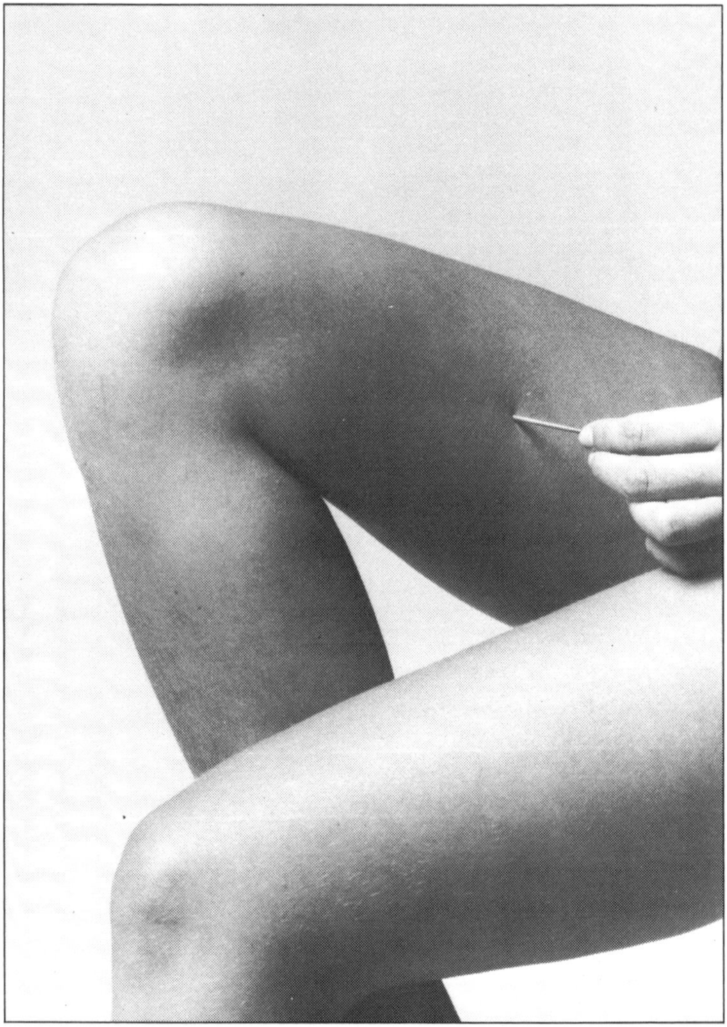

IMPOTENZ

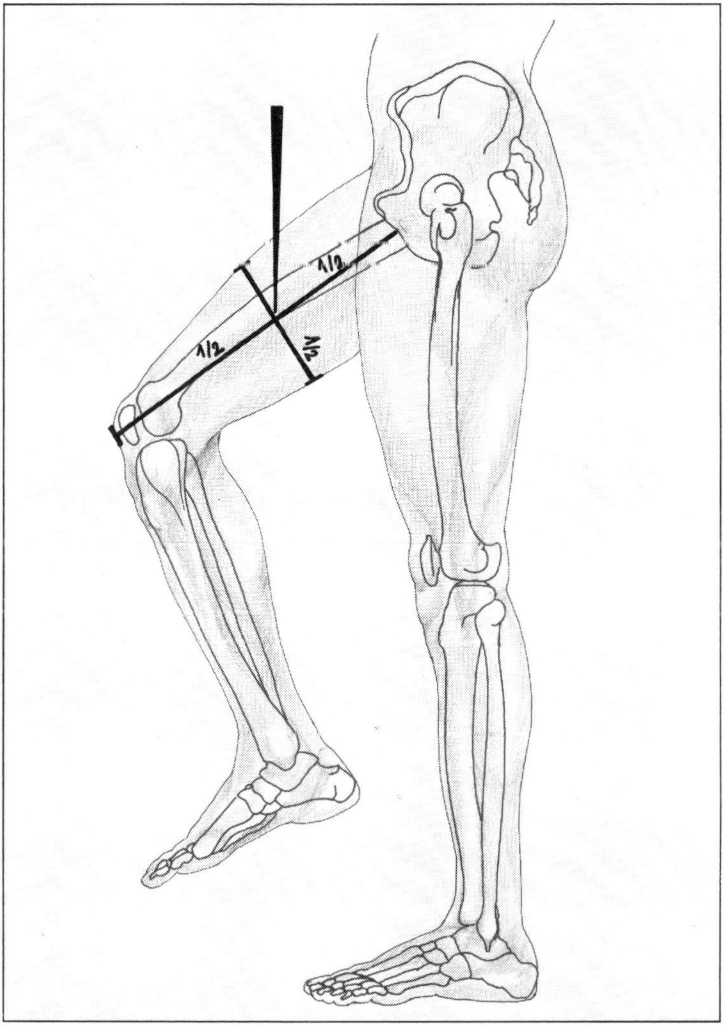

Name des Punktes: »cli-be«

Qualität: Spezialpunkt

Beeinflussung: Goldnadel; 20 Sekunden; Partnertherapie erwünscht; Ruhelage erforderlich

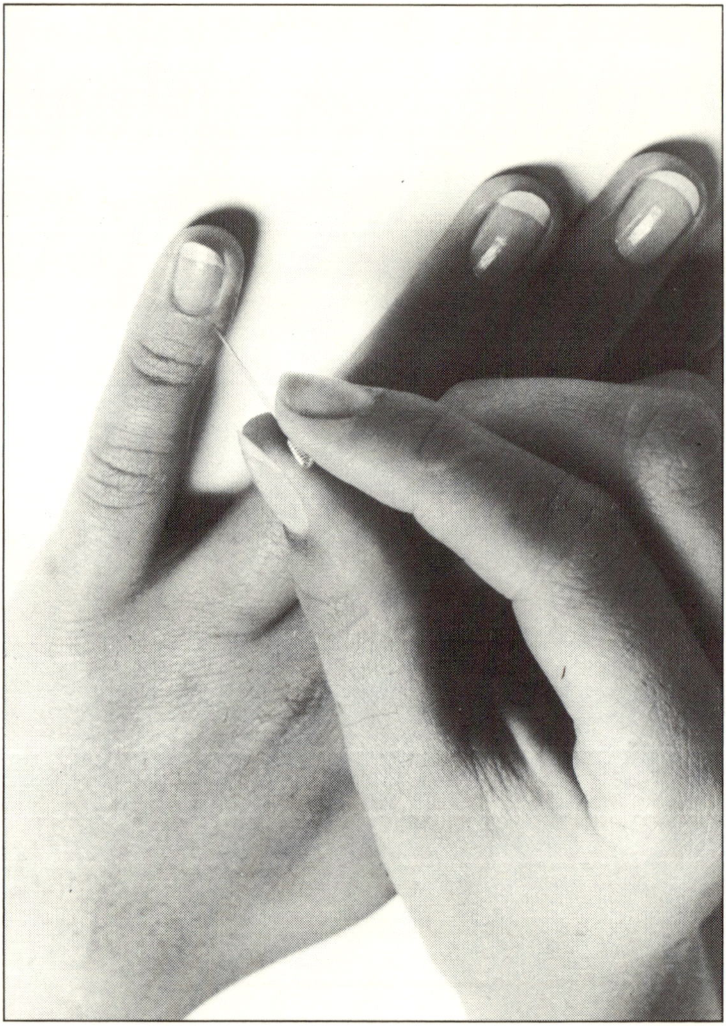

KOLLAPS – KREISLAUFSCHWÄCHE

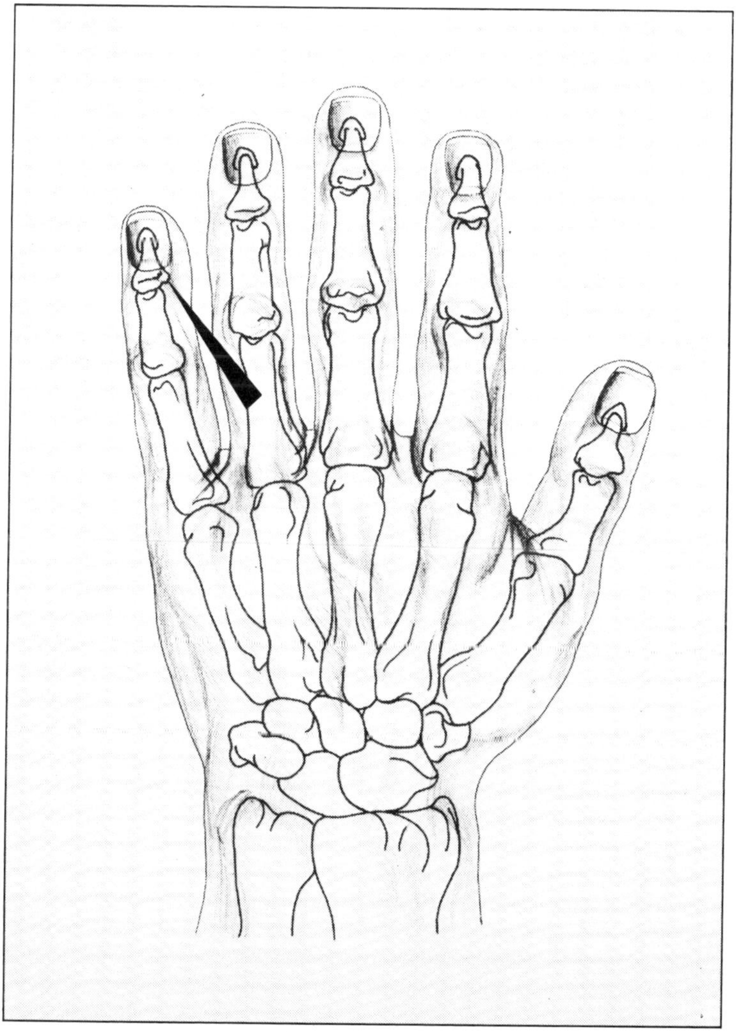

Name des Punktes: A-P I
Qualität: Anregung
Beeinflussung: Große Goldnadel; 10 Sekunden; gut acht Millimeter tief akupunktieren

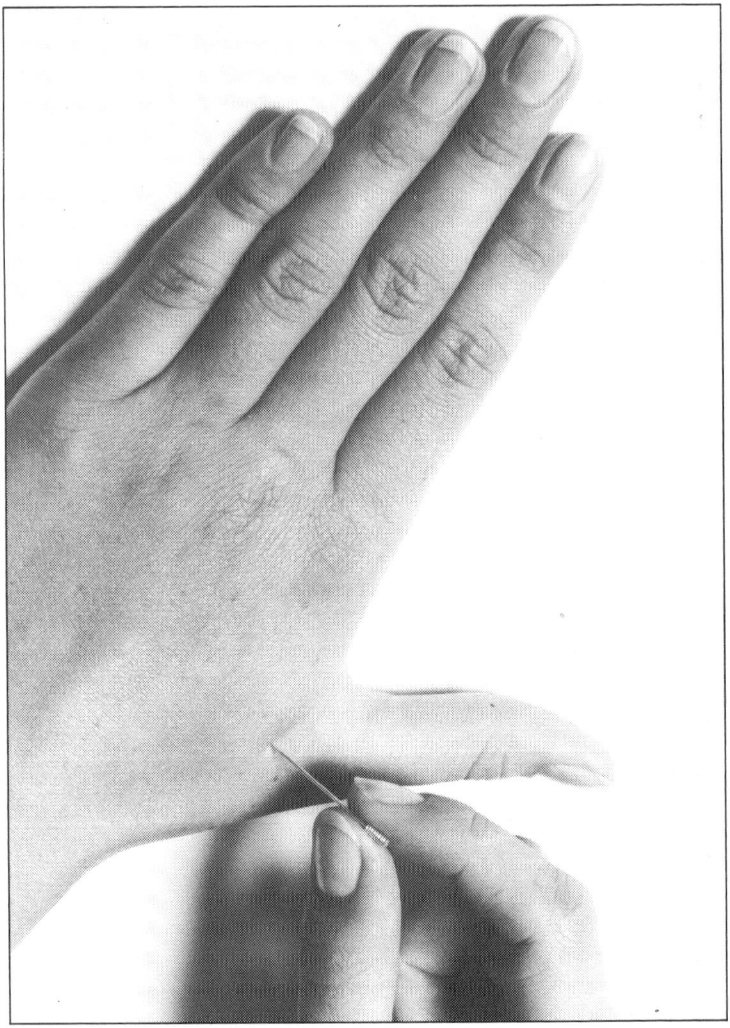

KOPFSCHMERZ

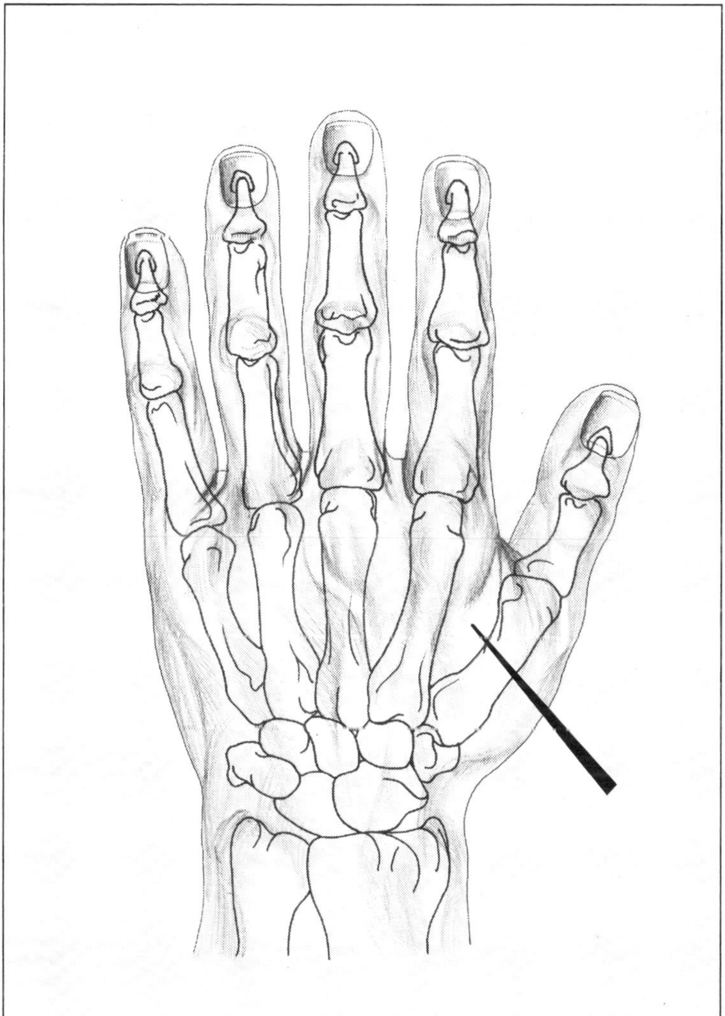

Name des Punktes:	B-P X (»ho-ku«)
Qualität:	Beruhigung, Dämpfung
Beeinflussung:	Kleine Silbernadel; 20 Sekunden; Ruhelage erforderlich

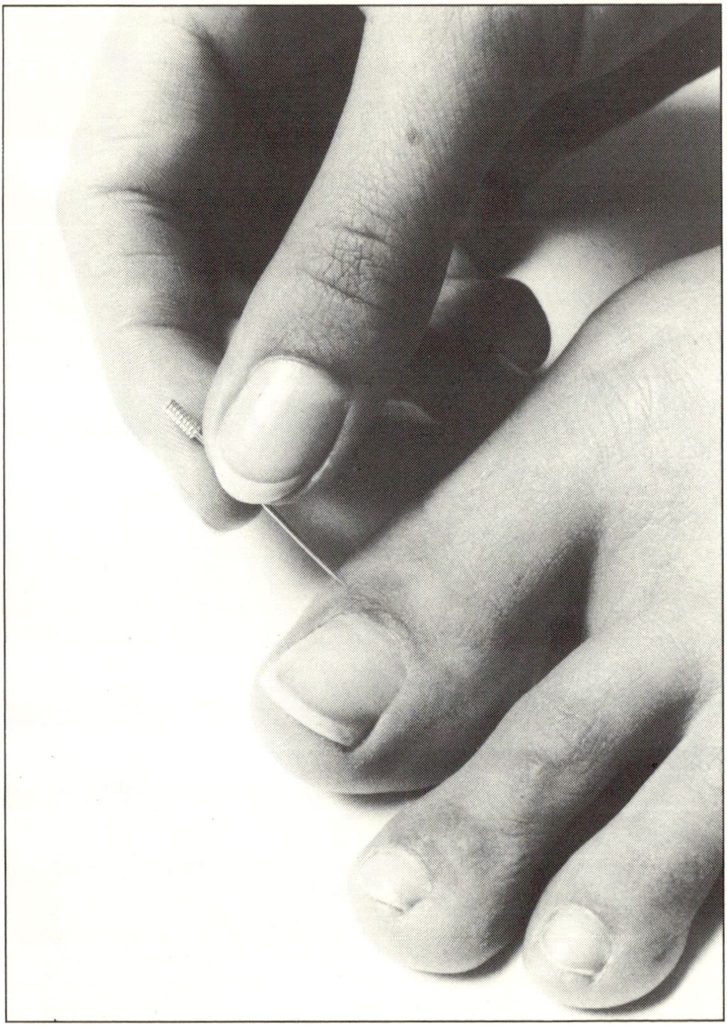

MAGENKRÄMPFE

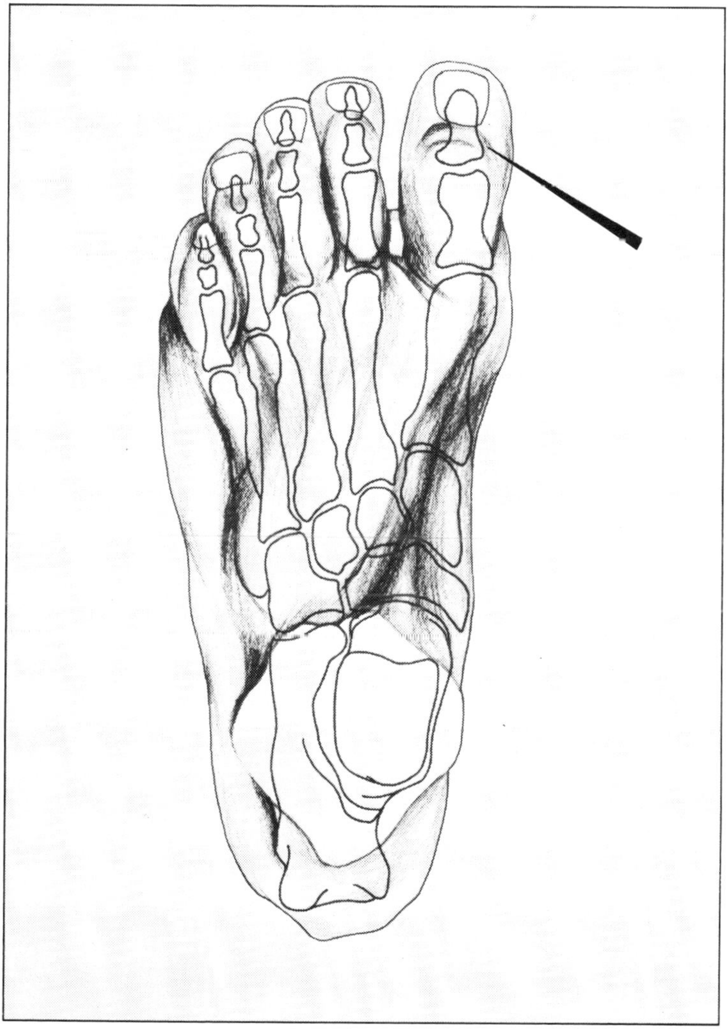

Name des Punktes:	H-P XII
Qualität:	Harmonisierung
Beeinflussung:	Kleine Silbernadel; bis zu 20 Sekunden; Wiederholung innerhalb von 30 Minuten erlaubt

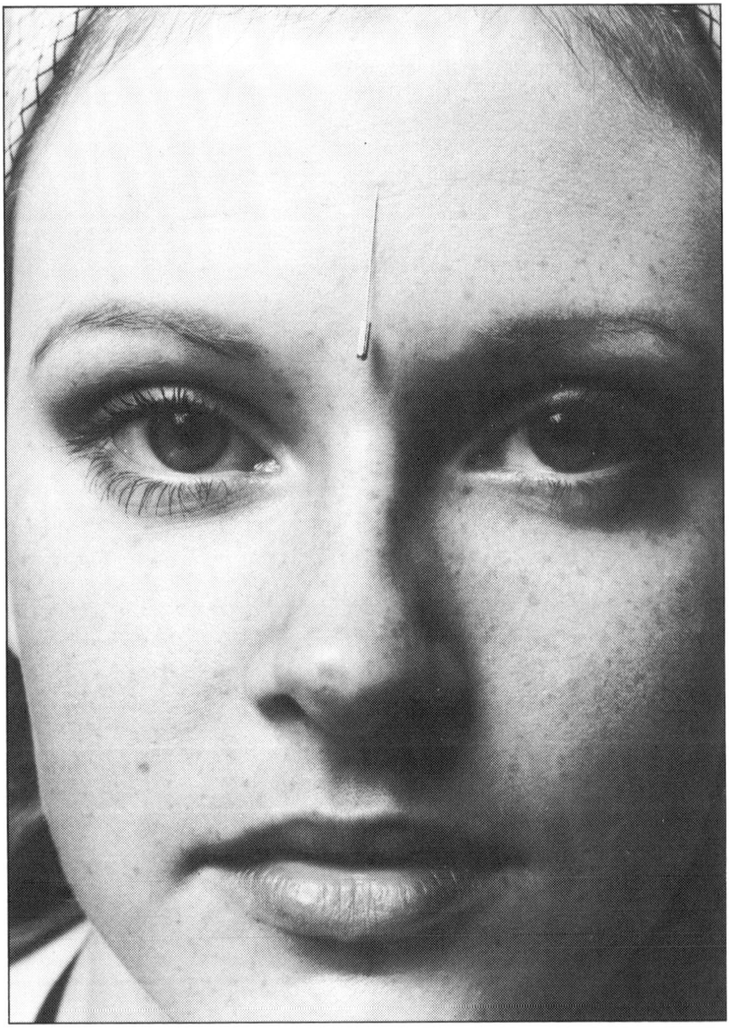

MENSTRUATIONSBESCHWERDEN

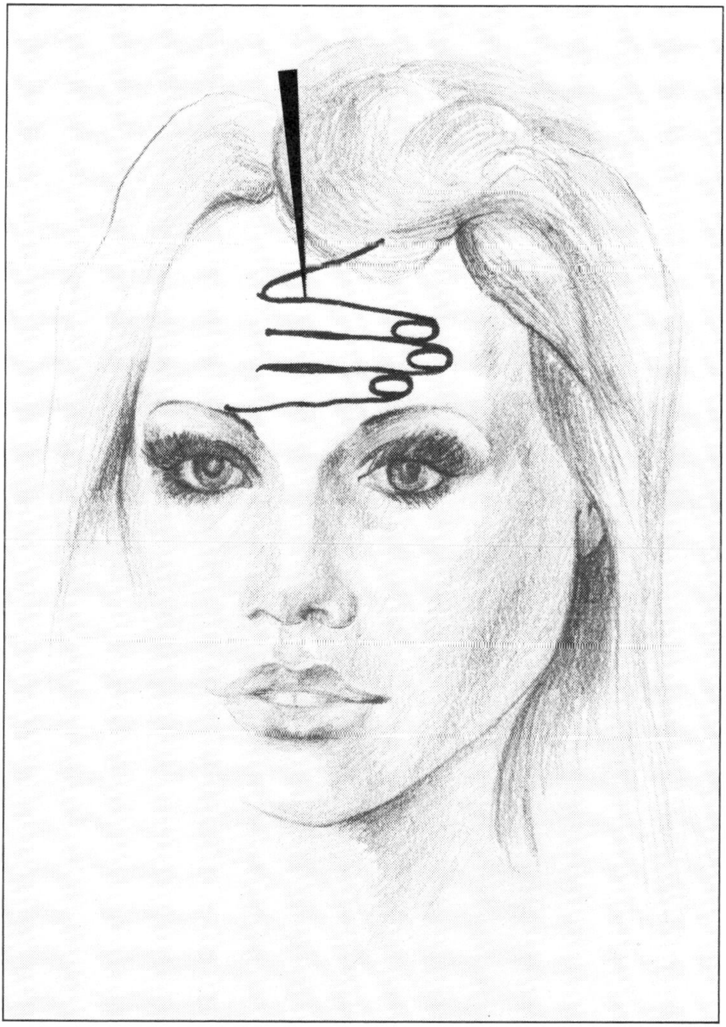

Name des Punktes:	»Konzeptions«-Punkt
Qualität:	Harmonisierungspunkt
Beeinflussung:	Gesichtsnadel Stahl oder Silber; Einstechwinkel von 12 bis 15 Grad beachten!

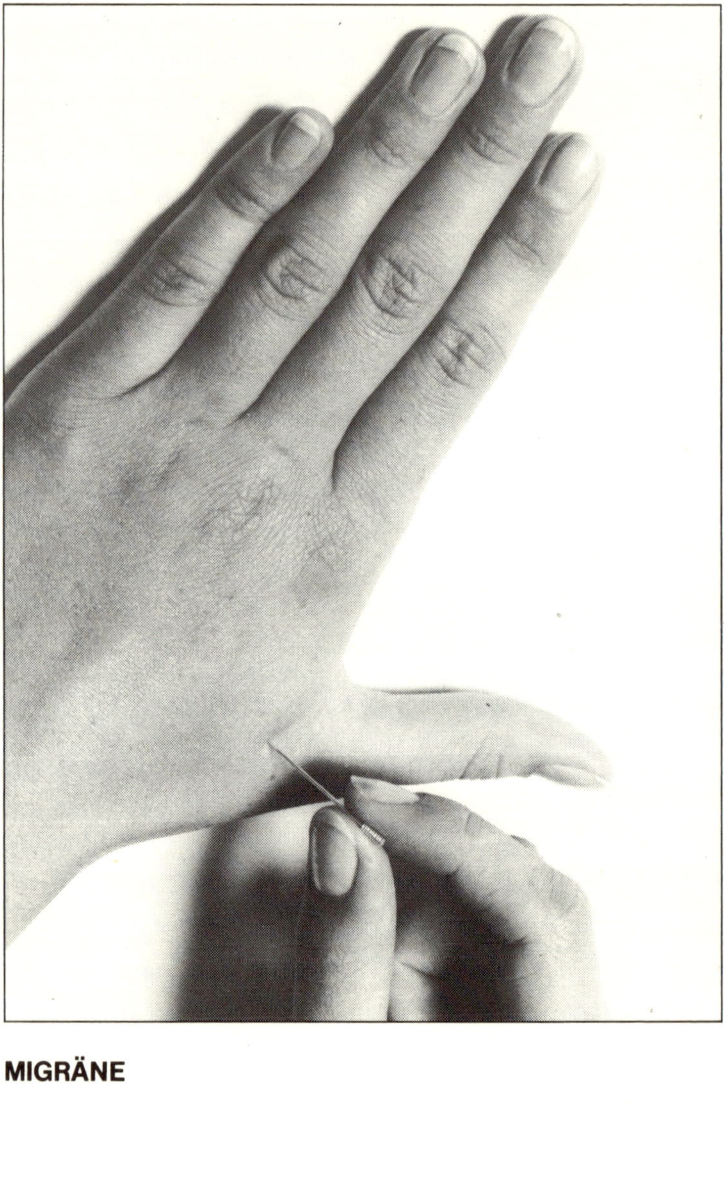

MIGRÄNE

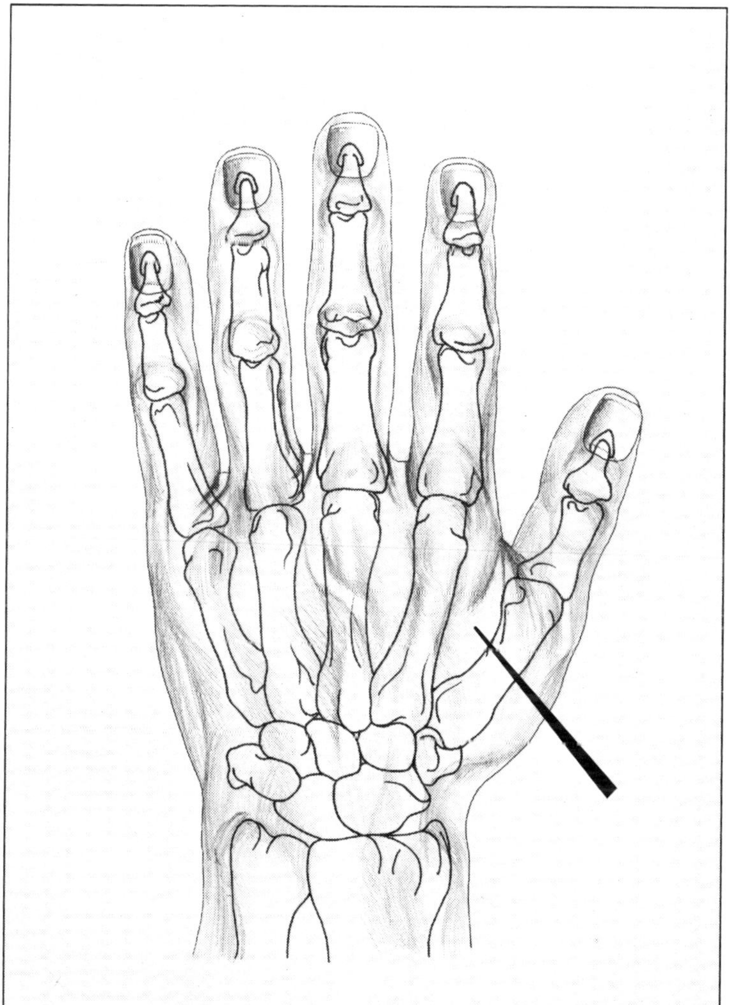

Name des Punktes: B-P X (»ho-ku«)
Qualität: Beruhigungspunkt
Beeinflussung: Kleine Stahlnadel; bis zu 20 Sekunden; Akupressur auf der schmerzenden Körperseite

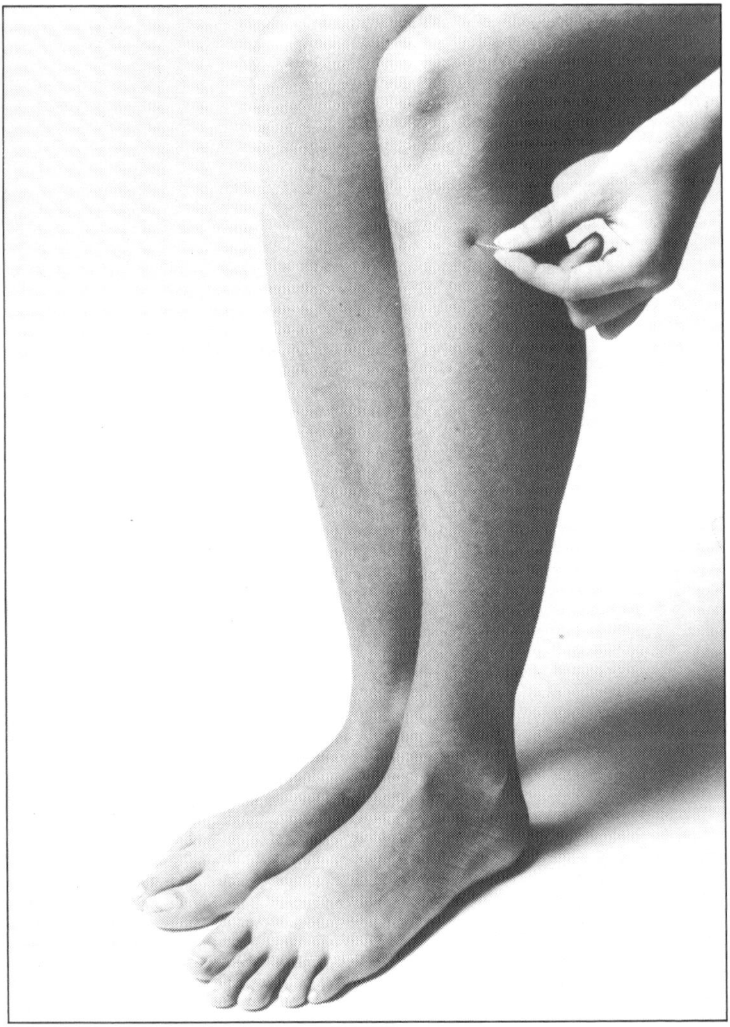

NERVOSITÄT

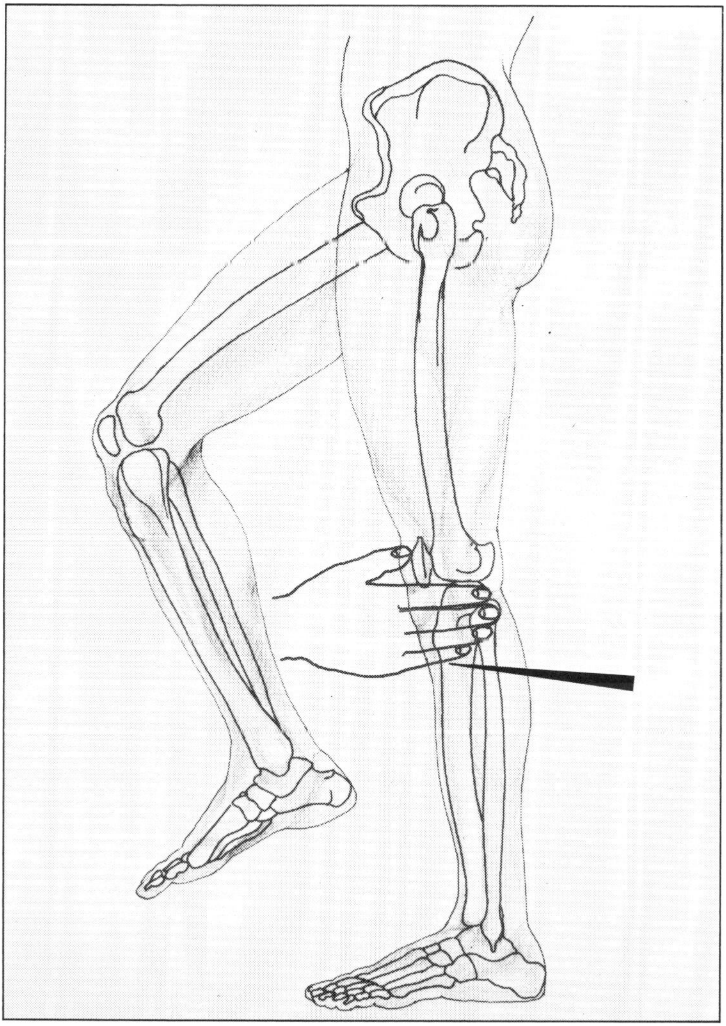

Name des Punktes: »Göttlicher Gleichmut«
Qualität: Harmonisierungspunkt
Beeinflussung: Stahlnadel; 10 bis 20 Sekunden

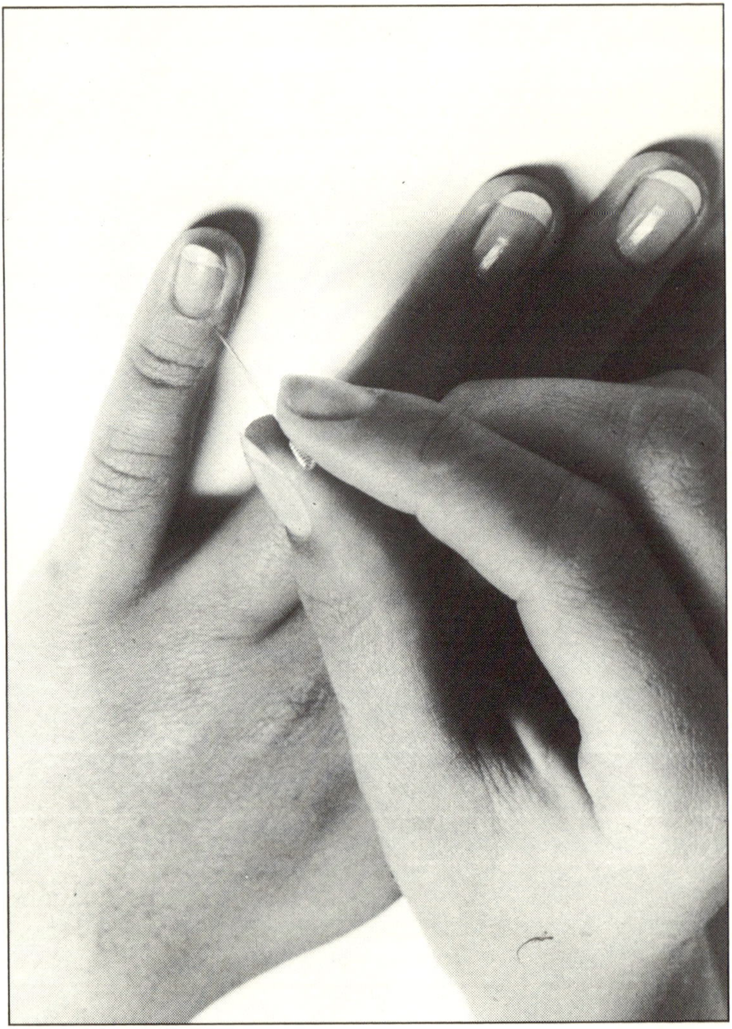

NIEDRIGER BLUTDRUCK

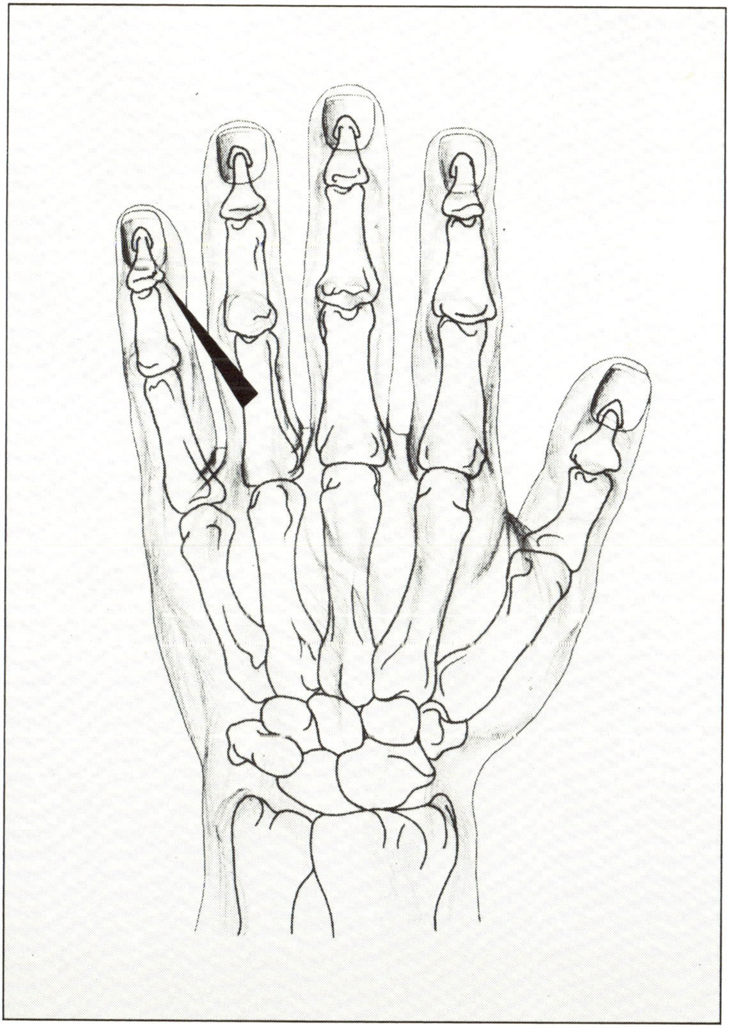

Name des Punktes: A-P I
Qualität: Anregungspunkt
Beeinflussung: Große Goldnadel; fünf Sekunden; sehr gut am Morgen wirksam

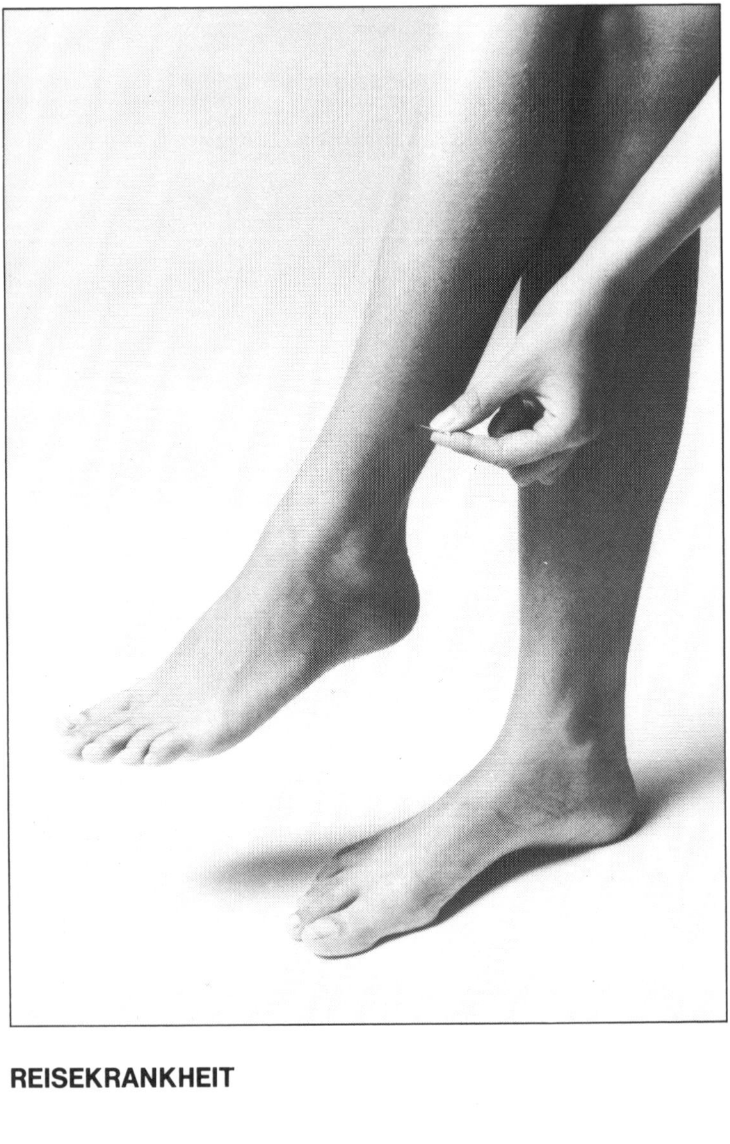

REISEKRANKHEIT

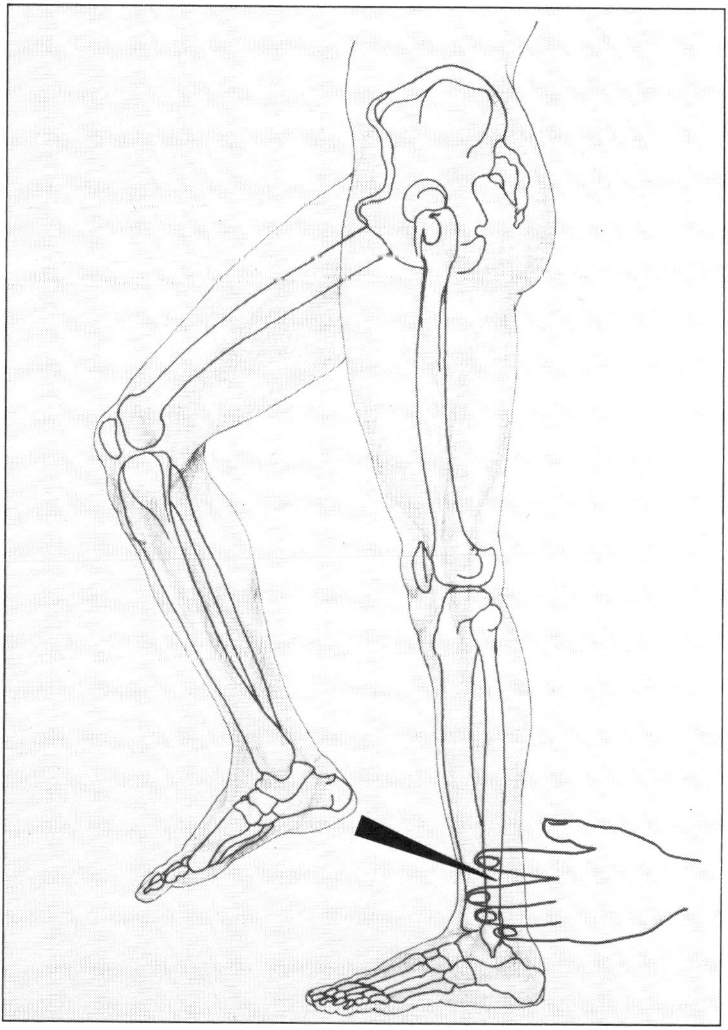

Name des Punktes:	A-P IV
Qualität:	Anregungspunkt
Beeinflussung:	Kleine Goldnadel; 10 Sekunden; vor Antritt der Reise

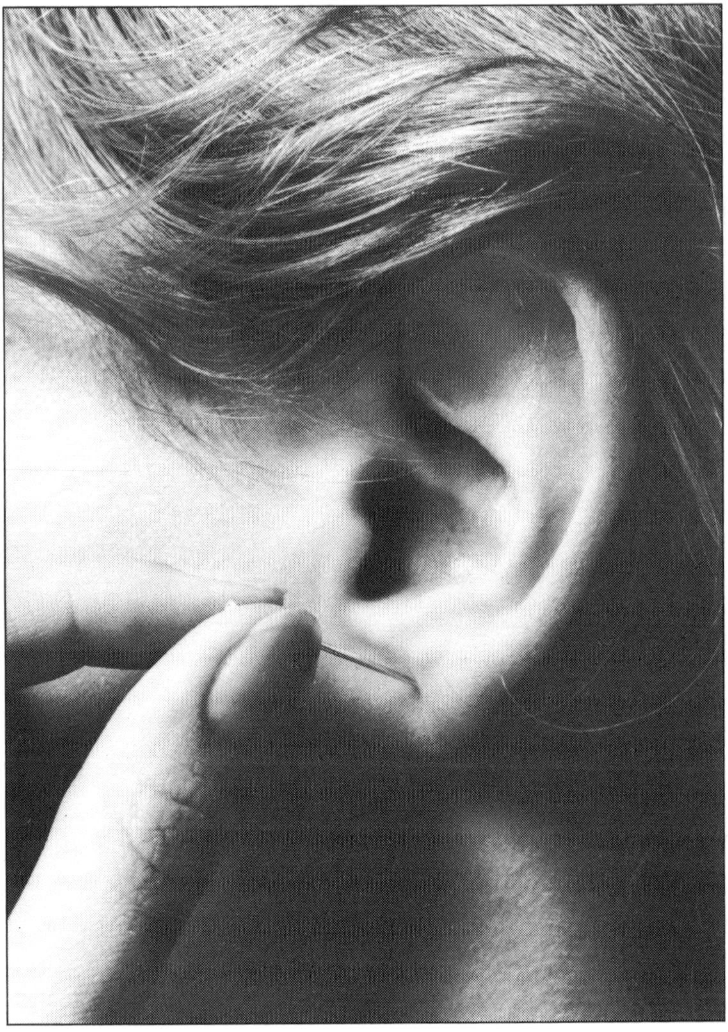

SCHLAFSTÖRUNGEN

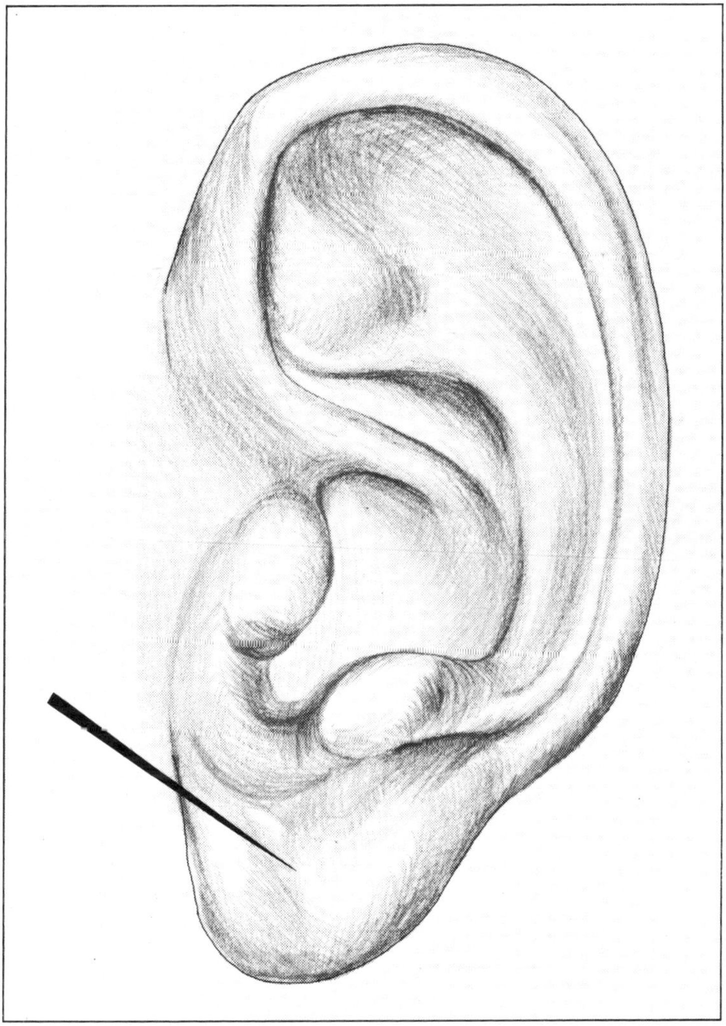

Name des Punktes:	»ha-u-san«
Qualität:	Spezialpunkt
Beeinflussung:	Große Silbernadel; 10 Sekunden; 20 Minuten vor dem Schlafengehen, Ruhelage erforderlich

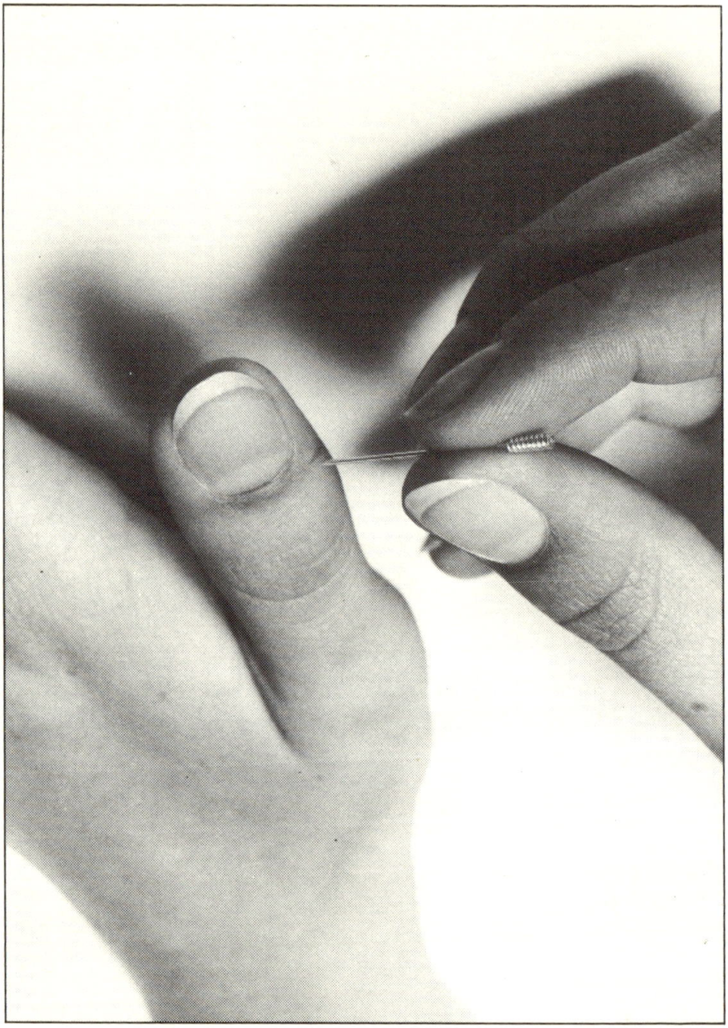

SCHMERZ

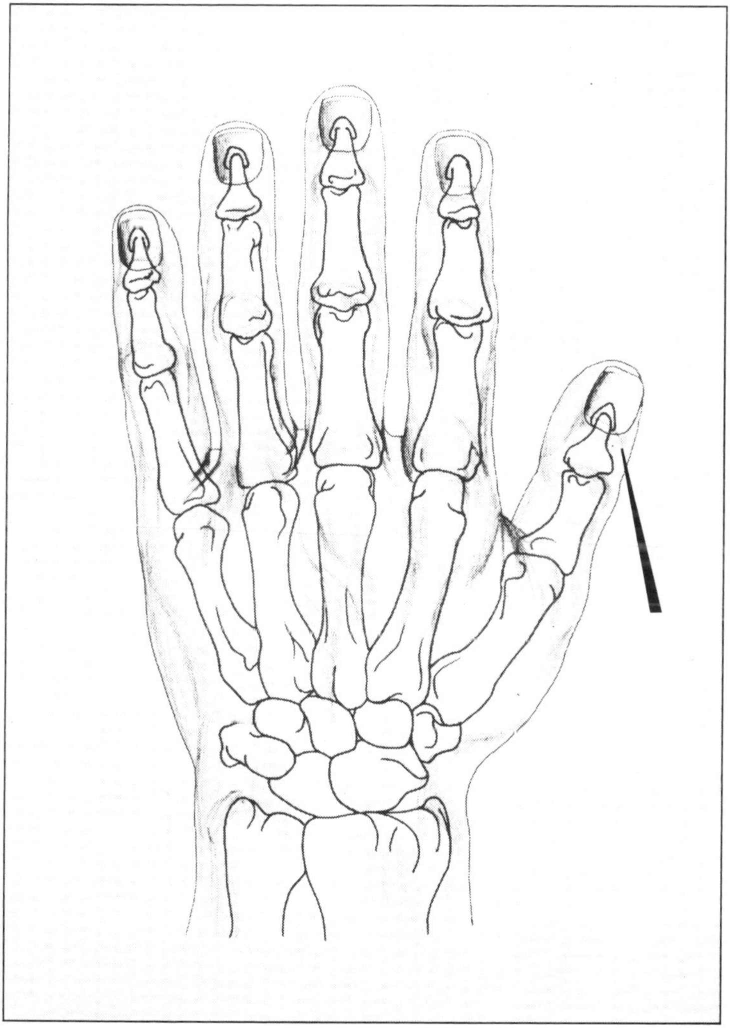

Name des Punktes: »nu-san«
Qualität: Spezialpunkt
Beeinflussung: Große Silbernadel; 20 Sekunden

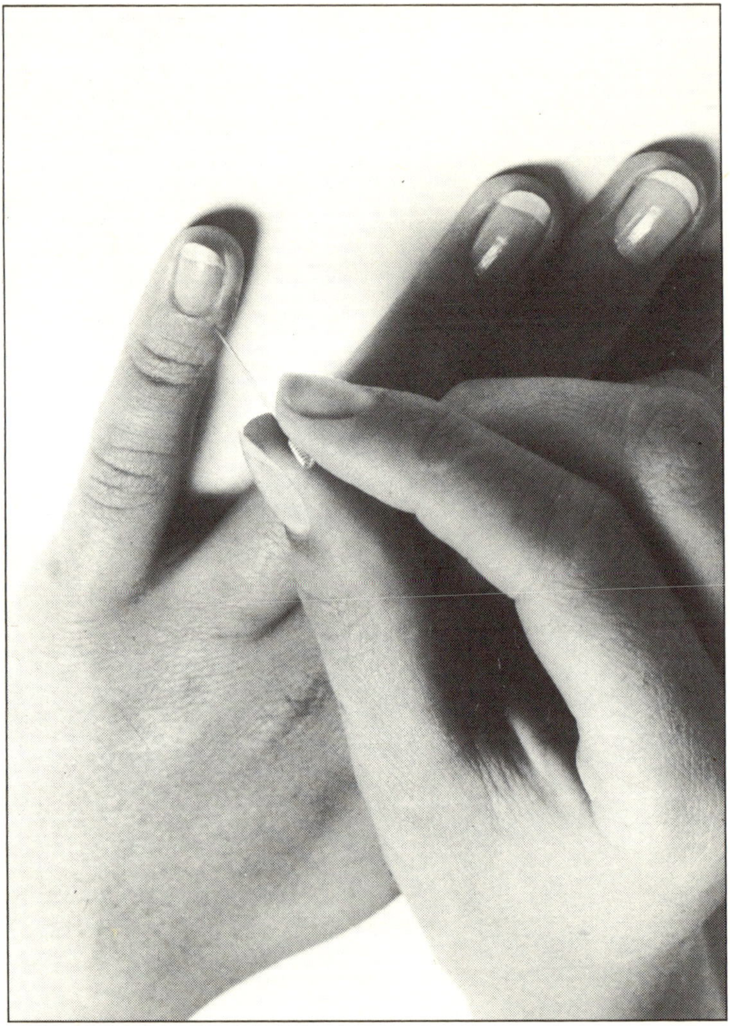

SCHOCK

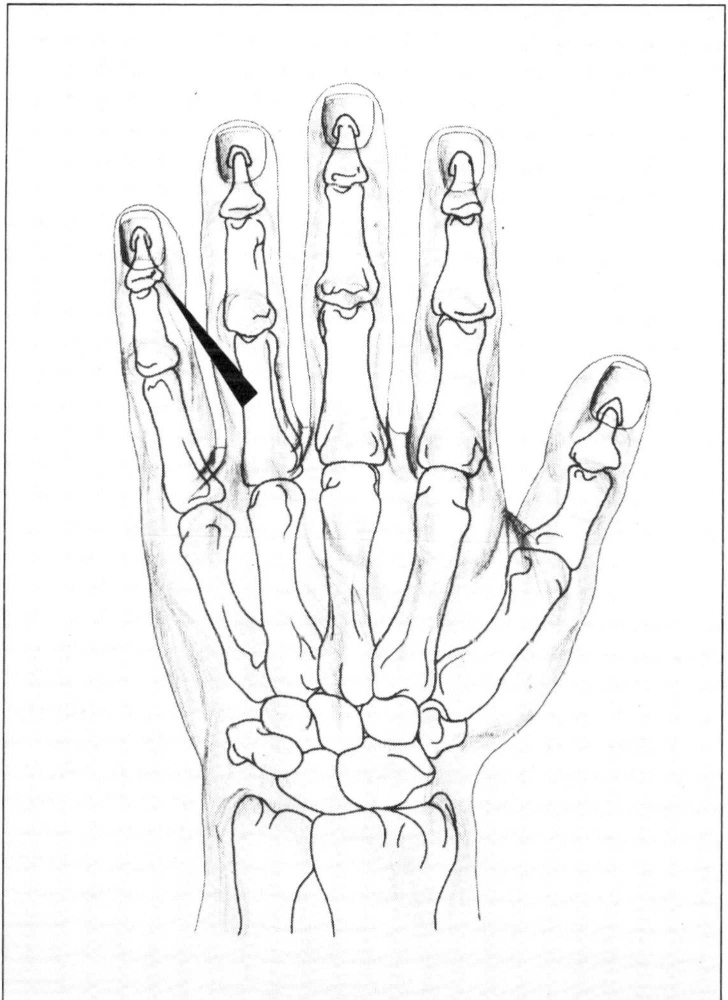

Name des Punktes: A-P I
Qualität: Anregungspunkt
Beeinflussung: Große Goldnadel; tiefe Akupunktur durch »Vogelpicken«

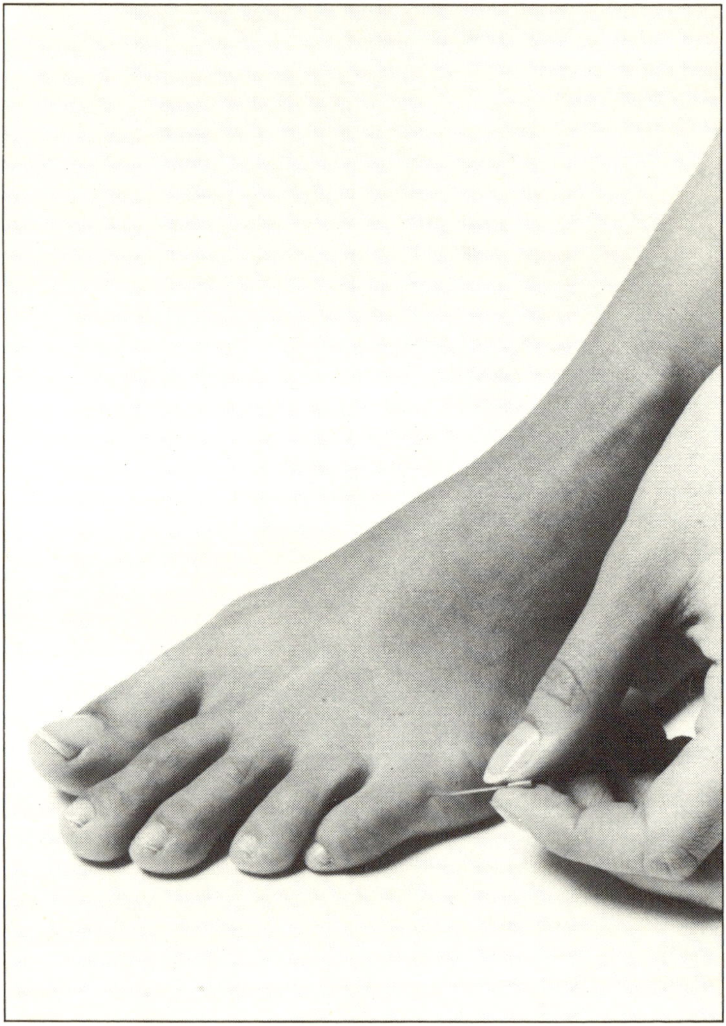

SCHWITZEN

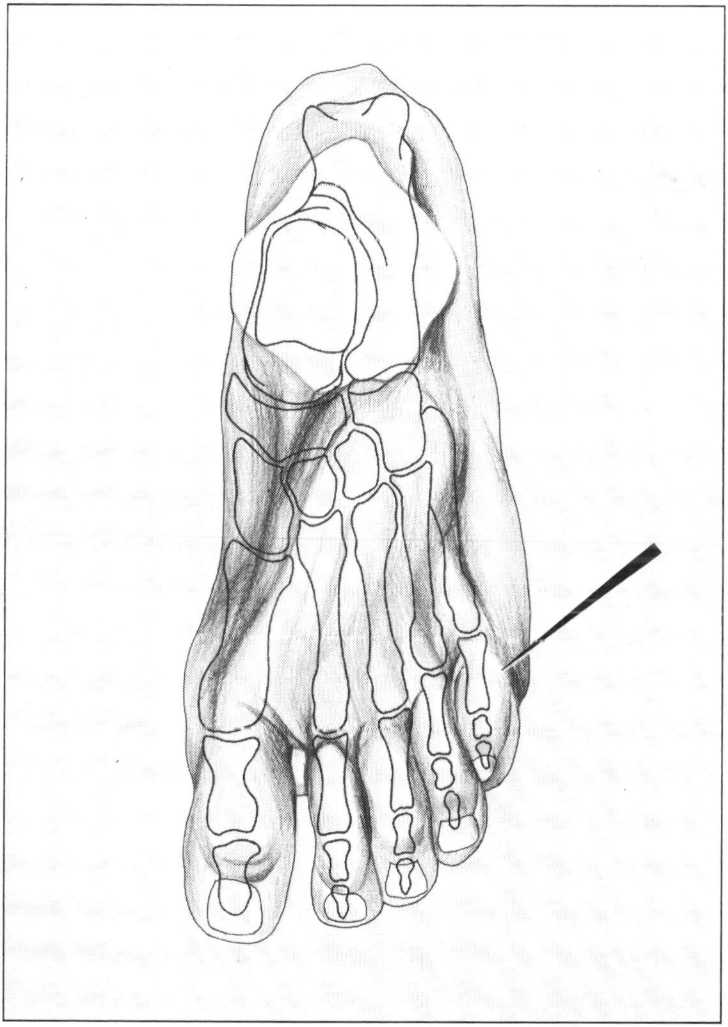

Name des Punktes: A-P III
Qualität: Anregungspunkt
Beeinflussung: Goldnadel; 10 Sekunden

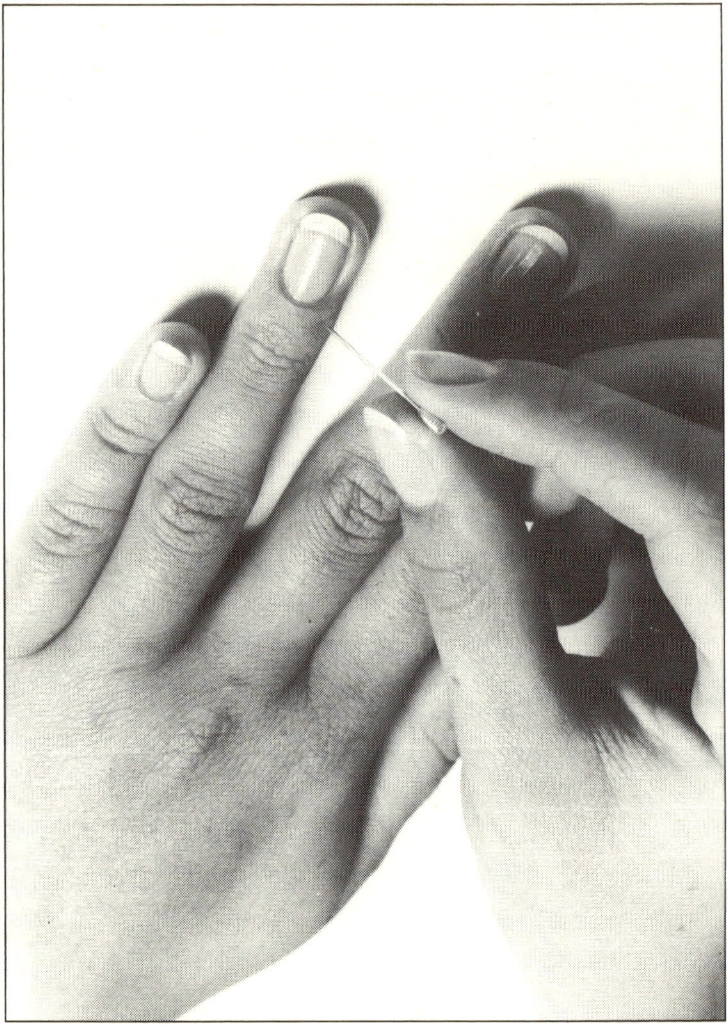

VEGETATIVE DYSTONIE

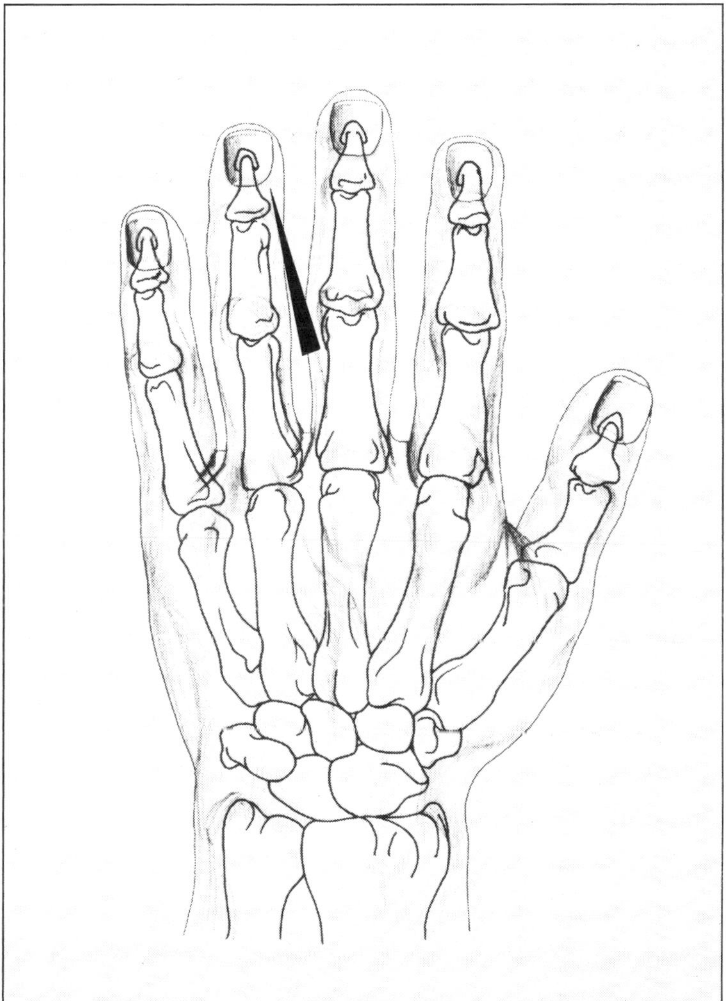

Name des Punktes: H-P VI
Qualität: Harmonisierungspunkt
Beeinflussung: Kleine Goldnadel; 10 Sekunden; vor allem morgens wirksam

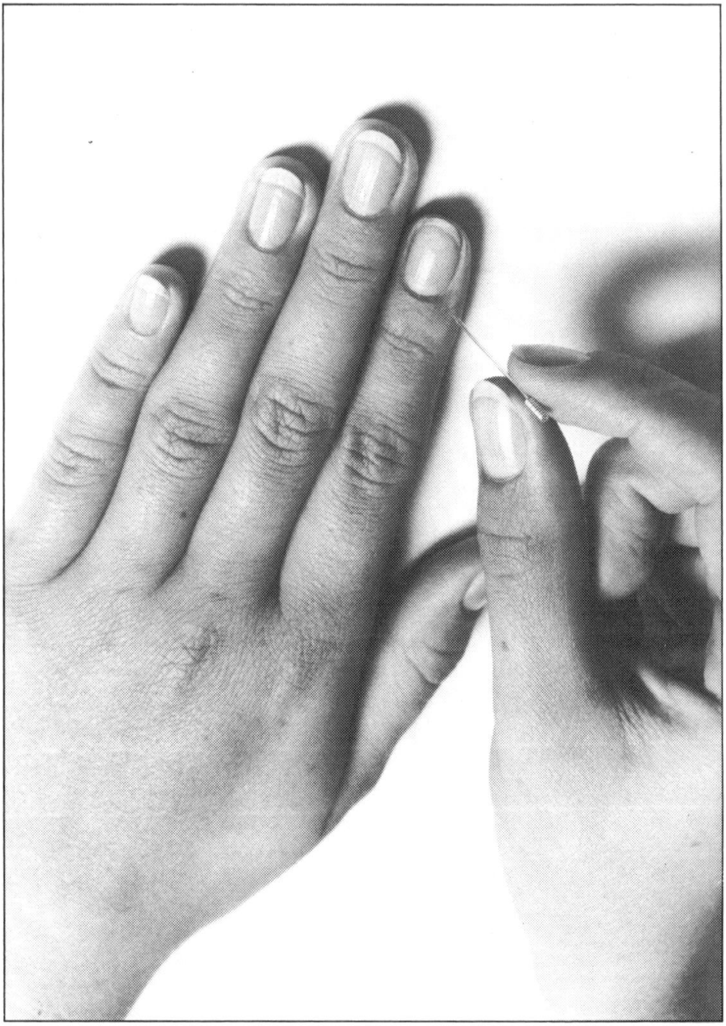

VERSTOPFUNG

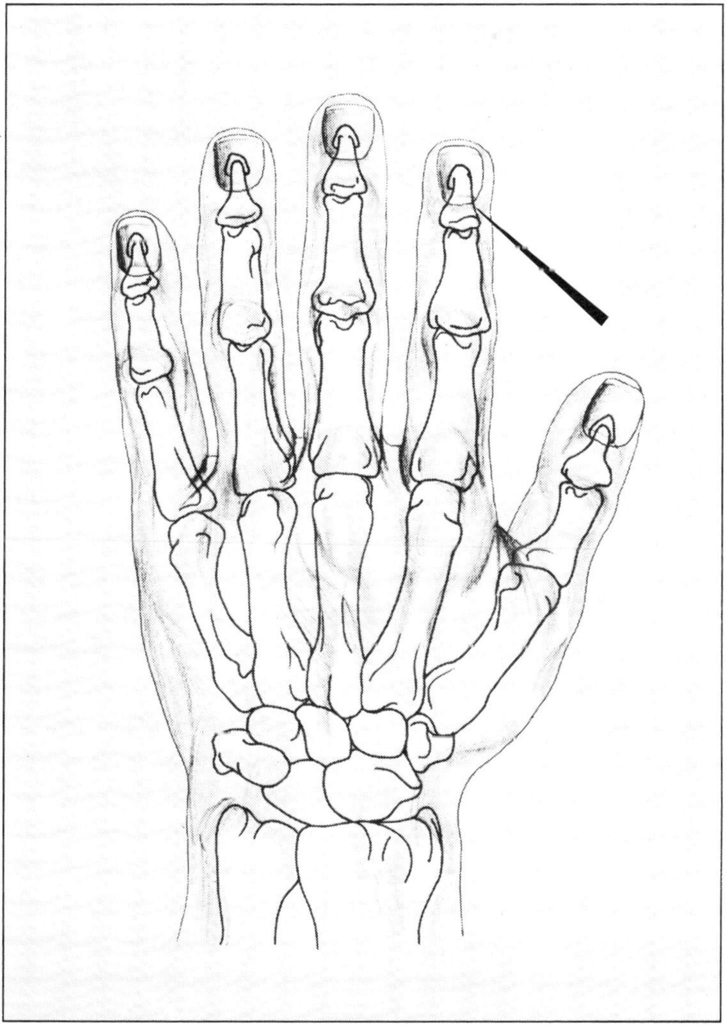

Name des Punktes: H-P X
Qualität: Harmonisierungspunkt
Beeinflussung: Große Gold(!)-Nadel; einmal täglich 10 Sekunden

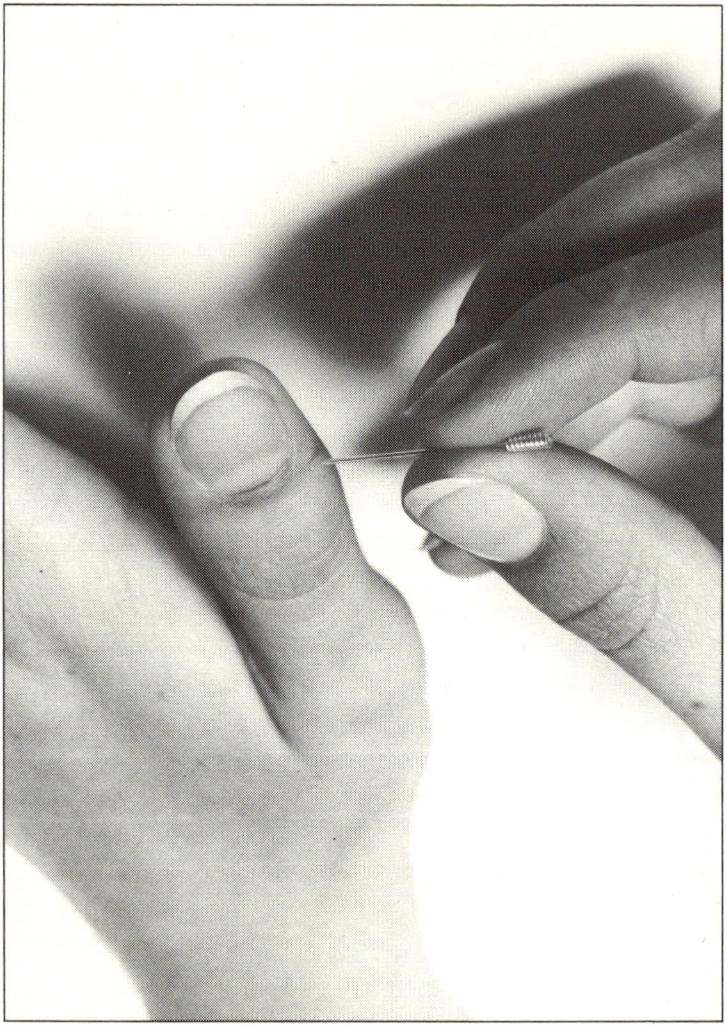

ZAHNSCHMERZ

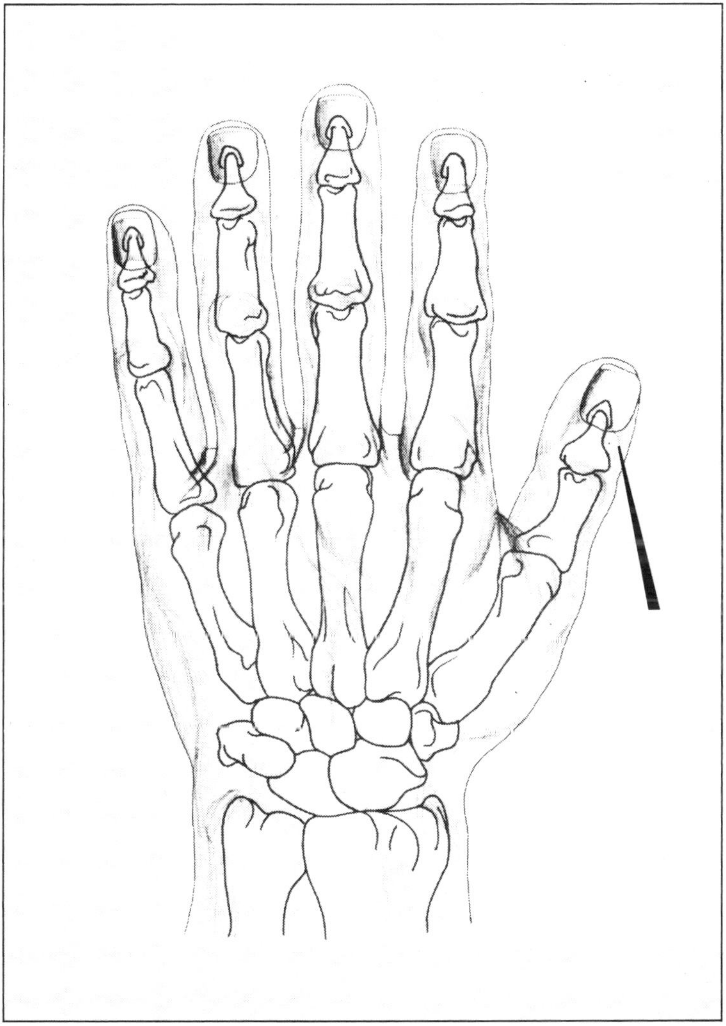

Name des Punktes: Spezialpunkt
Qualität: Dämpfung, Beruhigung
Beeinflussung: Große Silbernadel; wiederholt bis zu 30 Sekunden Dauer akupunktieren

Nützliche Adressen

- Deutsche Ärztegesellschaft für Akupunktur e.V.,
  Sybelstraße 37, 1000 Berlin 12;
  Präsident: Dr. Olaf von Leitner

- Deutsche Akademie für Akupunktur und Aurikulo-Medizin
  Connollystraße 26, 8000 München 40;
  Tel.: (0 89) 3 51 61 00;
  Leiter der Akademie: Dr. Frank Bahr

- Ludwig-Bolzmann-Gesellschaft,
  Tivoligasse 65, 1120 Wien (Österreich);
  c/o Dr. med Johannes Bischko

- »Akupunktur-Service« für Nadeln, Diagnosegeräte usw.;
  Sommerau 5, 8311 Gerzen/Bayern;
  Tel.: (0 87 44) 10 37

Sachregister

Dr. med Hans Ewald

Akupressur für Jeden
Eine Anleitung in Bildern
Ein ECON-Ratgeber
112 Seiten, 92 Abbildungen, Pappband

»Dr. med. Hans Ewald beschreibt in seinem Buch die wichtigsten Punkte, mit denen die häufigsten Beschwerden behandelt werden können. Das kann ein Alarmpunkt, ein Beruhigungspunkt, ein Harmonisierungspunkt oder ein Spezialpunkt sein. Mit Hilfe von Fotografien kann der Leser deutlich erkennen, welchen Punkt er pressen muß, um seine Behandlung korrekt auszuführen. Akupressur hilft dem streßgeplagten Menschen, sich aus dem Streß zu befreien. Auch nervöse Erschöpfungen, Angstzustände, Herz- und Kreislaufstörungen lassen sich mit Hilfe der Akupressur wirksam bekämpfen.«
Kneipp-Blätter